대표 저자 소개

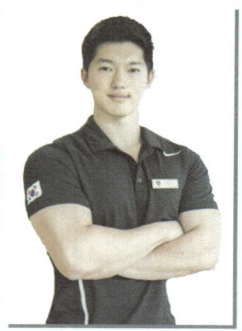

백형진

KPEA 대한예방운동협회 협회장

경희대, 한양대, 국민대 , KBS 스포츠예술과학원 평생교육원 겸임 교수

B.M Company 총괄이사 (바디메카닉 연구소 대표)

프리햅 운동 (Prehab Exercise) 대표 역자 이외 다수 공역

선수트레이너가 알아야할 모든것 대표 저자 이외 다수 공저

공동저자

양지혜
국민대 , KBS스포츠예술과학원 외래교수

박원일
고려대학교 연구원

전박근
스포츠패나틱 대표

김주영
건국대 글로컬캠퍼스 자연과학계열 조교수

오유성
서울시립대학교 스포츠과학과 교수

박주형
서울시립대학교 스포츠과학과 겸임교수

서 문

이 책은 등 하이퍼아이스(Hyperice)와 함께 스포츠 현장과 일상 생활에서 하이퍼아이스의 다양한 도구들을 활용해 손쉽게 컨디셔닝을 할 수 있는 방법을 알려드리고자 이 책을 만들게 되었습니다.

기존 하이퍼 볼트 컨디셔닝에 관한 내용 뿐만 아니라, 더 바이퍼, 스피어, 미니, 베놈, ICT, 노마텍 등 하이퍼아이스 전 제품을 현장에서 활용하는데 도움이 되실 수 있도록 과학적 근거와 연구 결과를 공유하고, 엘리트 선수들 뿐만 아니라 일반인 분들도 손쉽게 부상을 예방하고, 건강 증진 및 운동수행력 향상에 도움이 되실 수 있도록 부위별 적용 방법에 대해 알려드립니다.

이와 관련된 교육 또한 바디메카닉과 대한예방운동협회를 통해 꾸준히 진행하고 있으니 책을 참고하시고 더 많은 활용 방법을 배우고 싶으신 분은 관련 강좌를 참고 하시기 바랍니다.

2021년
백 형 진

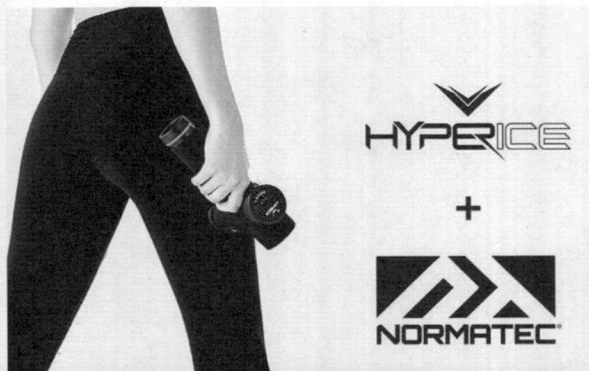
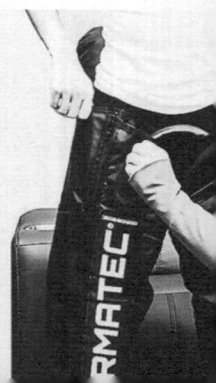

대표 저자 소개

서문

1장. 컨디셔닝이 필요한 이유 / 07
- 통증, 과연 없앨 수는 없는 것일까?
- 병원에서 치료를 받아도 잠깐뿐 다시 돌아오는 이유는 무엇일까?
- 몸을 눌러주는 것이 왜 효과적인가?
- 통증 유발점과 통증의 이해
- 근육 손상 후 조직의 진행과정
- 근막통증 증후군
- 통증유발점 분류
- TP가 형성되는 요인들

2장. 하이퍼 아이스(Hyperice) / 17
- 하이퍼아이스 소개
- 과학적 자문 위원
- 하이퍼볼트 제품 소개
  * 랩터(Raptor)
  * 하이퍼볼트 블루투스
  * 하이퍼볼트 플러스 블루투스
  * 하이퍼볼트 고
- 하이퍼볼트 어플 소개
- 기타 구성품 소개
- 하이퍼 볼트의 적용을 위한 인체의 이해
- 진동과 관련된 연구 결과 소개
- 하이퍼볼트 테크닉의 장점
- 부작용 및 주의사항
- 하이퍼볼트 테크닉 지침
- 하이퍼볼트 테크닉 적용 방법
- 하이퍼볼트 테크닉 TIP
- 하이퍼볼트 테크닉의 효과

3장. 하이퍼볼트의 실제적 적용법 / 53
- 하이퍼볼트의 기본 적용법
- 문제 근육을 찾는 방법
- 테크닉의 적용 원리
- 림프 관리의 중요성
- 신체 부위별 테크닉 적용 방법
- 하이퍼볼트 적용 방법 II

4장. 하이퍼아이스(HYPERICE)의 제품 특징 / 115
- 하이퍼아이스 (ICT)의 제품 특징
- 더 베놈(THE Venom)의 제품 특징
- 더 바이퍼(Vyper 2.0)의 제품 특징
- 기존 전통적인 방법보다 진동은 더 효과적인가?
- 진동 폼롤러와 일반 폼롤러 비교 실험
- 진동 폼롤러 더 바이퍼의 과학적 근거
- 주파수 및 진폭 검사
- 진동이 신체에 미치는 영향
- 더 바이퍼 부위별 적용법
- 하이퍼 스피어(Hypersphere)의 제품 특징
- 하이퍼스피어 미니(Hypersphere MINI)의 제품 특징
- 하이퍼스피어의 부위별 적용
- 노마텍(Normatec)의 제품 소개
- 하이퍼플럭스(Hyperflux)의 제품 소개

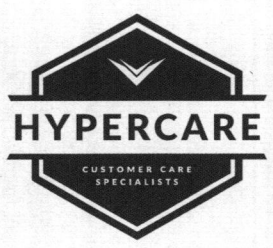

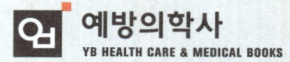

하이퍼아이스 컨디셔닝 매뉴얼

(HYPERVOLT, GO, VENOM, THE VYPER 2.0, HYPERSPHERE, HYPERFLUX, HYPERICE ICT)

대표저자 백형진

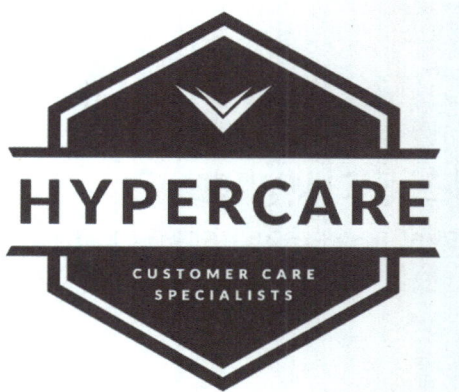

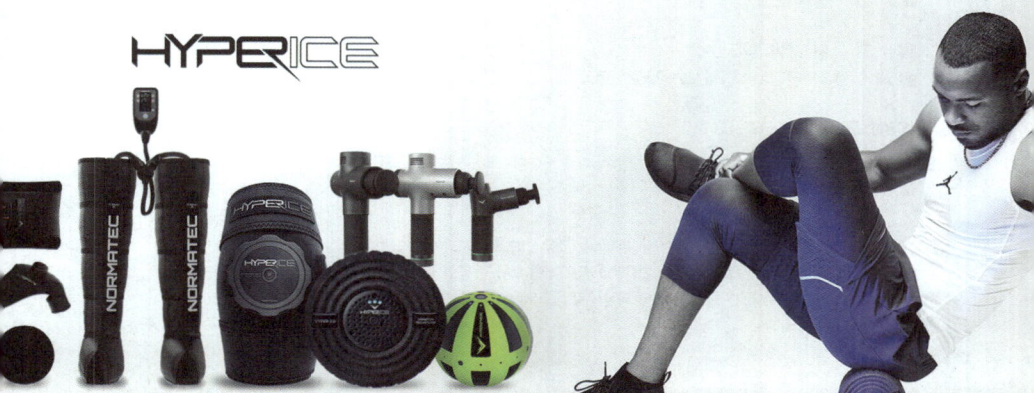

하이퍼아이스 컨디셔닝 매뉴얼

(HYPERVOLT, GO, VENOM, THE VYPER 2.0, HYPERSPHERE, HYPERFLUX, HYPERICE ICT)

초판 1쇄 발행 2021년 06월 16일
초판 1쇄 인쇄 2021년 06월 16일

저 자 백형진, 양지혜, 박원일, 전박근, 김주영, 오유성, 박주형
그 림 백형진
모 델 이근호, 김지훈

발 행 처 예방의학사
인 쇄 · 편 집 금강기획인쇄 (02-2266-6750)

ISBN 979-11-89807-38-2
가 격 15,000원

※ 본서의 내용 일부 혹은 전부를 무단으로 복제하는 것은 법으로 금지되어 있다.
※ HYPERICE와 협의하에 삽입된 모든 내용과 그림은 [대한예방운동협회]에서 제작하였으며, 무단 복제 사용을 금한다. 또한, 본 컨텐츠는 '한국저작권위원회'의 '미술 저작물'로 등록되어 있음을 알려드립니다.

1장. 컨디셔닝이 필요한 이유

- 통증, 과연 없앨 수는 없는 것일까?
- 병원에서 치료를 받아도 잠깐뿐 다시 돌아오는 이유는 무엇일까요?
- 몸을 눌러주는 것이 왜 효과적인가?
- 통증 유발점과 통증의 이해
- 근육 손상 후 조직의 진행과정
- 근막통증 증후군
- 통증유발점 분류
- TP가 형성되는 요인들

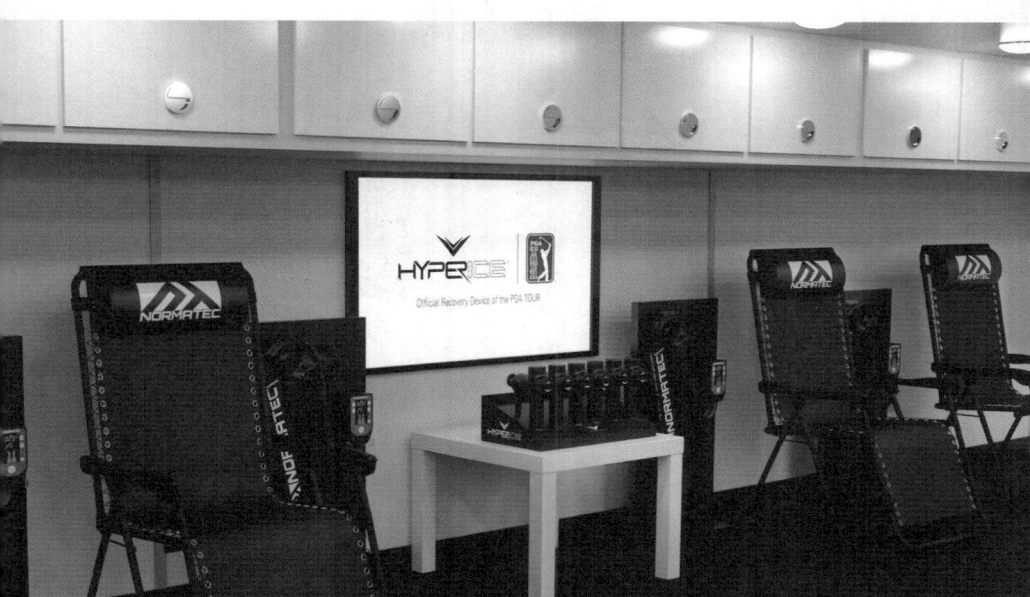

컨디셔닝이 필요한 이유

통증, 과연 없앨 수는 없는 것일까?

통증 관리(Pain Management)라는 말이 왜 나왔을까?
내 몸이 뜻대로 되지를 않기 시작하고, 피로와 경직으로 문제가 생기기 시작한다.
우리 몸은 너무 많이 써도 탈, 안 써도 탈이 나는데 우리는 그럼 어떻게 관리를 해야만 할까?

우리 몸은 신호등처럼 통증이라는 빨간불이 들어오기 전에, 피로와 경직이라는 노란불과 경련이라는 깜박등이 들어온다.

약해진 근육이 전체적인 장애를 유발하게 되고, 이로 인한 경직과 수축은 신체 균형을 유지하기 위한 보상 작용 현상으로 이어지게 된다.

그렇기 때문에 근육의 이상이 움직임 제한의 원인이 될 경우에는 가장 약화된 근육을 찾아서 문제를 해결해주고 강화해주는 방법이 최고이자 성공적인 방법이다.

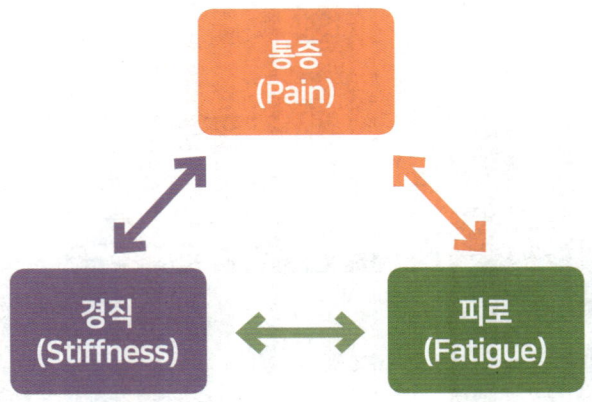

컨디셔닝이 필요한 이유

병원에서 치료를 받아도 잠깐뿐 다시 돌아오는 이유는 무엇일까?

통증 유발점 또는 압통점이라고 불리는 트리거 포인트(TP)는 통증이 유발되는 시작점이라는 뜻으로 그 원인을 찾아 정확하게 해결하지 않으면 효과를 얻기 어렵다.

이러한 통증은 국소 부위에 발생하기도 하지만 아주 예상치 못한 곳에 넓게 퍼져 통증의 증상으로 나타나기도 한다.

대부분 이를 간과하고, 어깨나 무릎이 아프면 참거나, 통증이 발생하는 부위에 파스를 붙여 일시적으로 통증만 숨기기 급급하다. 병원에서 약물이나 치료를 받아도 잠깐 뿐인 이유는 다시 나쁜 움직임 패턴으로 생활하고 피로 누적으로 결국 다시 아프게 된다.

아파서 병원에 가서 치료를 받는 것은 물론 중요하다. 하지만 아프기 전에 이러한 신호를 잘 파악하여 스스로 질병을 예방하는 것을 인지하게 하고, 통증 유발점을 제거하여, 통증을 유의하게 감소시키는 데 있어서 여러 가지 처치 방법이 있다.

그 중에서 몸을 누르는 것이 효과적이기 때문에 각종 도수치료 및 수기관리 방법들이 실시되고 있지만, 마사지의 한계점으로 시술자가 장시간 손으로 마사지 했을 때 피로해 질 수 있으며, 손으로 조직의 깊은 곳까지 자극을 효과적으로 전달하기가 어렵고, 전문적인 지식과 실기 능력이 필요하기 때문에 일반인들도 하이퍼 볼트 라는 도구를 활용해 손쉽게 부상 예방 및 피로회복을 위해 어떻게 관리하는지를 알려드리는 것이 바로 이 책의 목적이다.

컨디셔닝이 필요한 이유

몸을 눌러주는 것이 왜 효과적인가?

몸을 눌러주면 시원하다
물리치료사, 카이로프랙터, 한의사, 피부관리사 등과 같이 전문적인 도수를 하는 사람이 아닐지라도 우리는 흔히 가족 또는 친구들에게 근육을 주물러주거나 꾹꾹 눌러주면 시원함과 함께 이완감을 느낀다.

몸을 눌러주는 것이 왜 효과적인가?
아직까지 현대적으로 명확하게 몸을 눌러주는 근막 이완, 지압, 마사지의 효과가 밝혀지지는 않았다. 그러나 몇몇 연구를 토대로 어느 정도 기전에 대해 유추해 볼 수는 있다. 근육을 누르게 되면 압박력에 의해 주변 혈관들의 혈액이 비워지고, 누른 손을 떼면 순간적으로 혈액이 몰려 들어와 순환을 촉진한다.

또한 통증 유발점(TP)을 누르는 경우 허혈성(피가 부족한) 상태인 통증유발점에 혈액이 들어 오면서 산소와 글루코스(glucose)를 공급하고 신진대사를 촉진하여 조직의 회복을 도와준다.

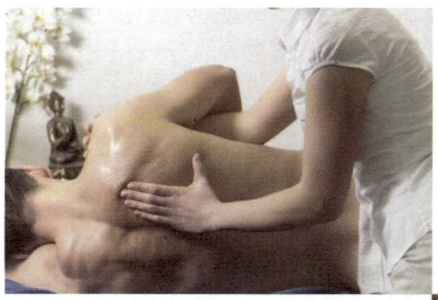

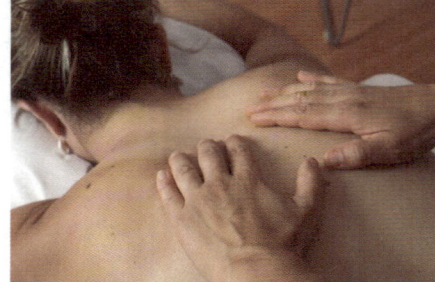

컨디셔닝이 필요한 이유

통증 유발점(TP)의 원인과 통증의 이해

통증은 모든 것을 변화시킨다(Pain & Movement Patterns).
통증은 경고 신호다 - 통증 & 움직임 패턴을 변화시키고 이러한 잘못된 움직임의 변화는 통증이 사라진 후에도 계속된다. 그렇기 때문에 몸에 만성적인 문제를 보여주기 훨씬 전에 통증은 우리에게 잘못된 정렬, 과사용, 불균형, 염증을 경고한다.
약해진 근력과 근육의 유연성 그리고 밸런스 능력은 돌아올 수 있지만 움직임 패턴은 여전히 그 기능을 하지 못한다. 이러한 통증을 조절하지 않고 방치하거나 파스나 약물 등으로 일시적으로 몸을 속이면 문제는 더욱 쌓이고 커지게 되어 악순환의 고리에 빠지게 된다.

(통증의 발생 -> 스트레스 호르몬의 증가 -> 면역약화 -> 운동을 했음에도 허약체질로 변화 -> 악순환의 반복 -> 운동 욕구 감소)

<u>통증이 있는 경우 심지어 가동범위가 10%부터 40%까지 감소하기도 한다.</u>

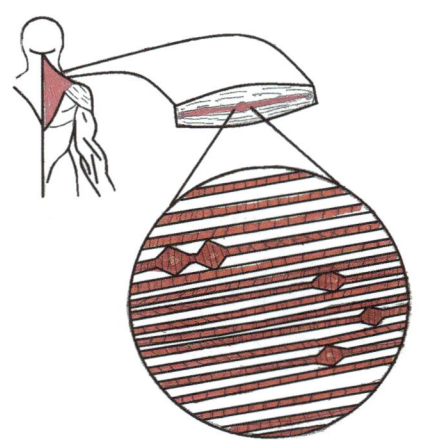

통증 유발점 (The trigger point)

통증 유발점(TP)은 단단하고 통증이 발생하는 근육의 위치 점으로 압력에 국소적으로 민감하고 신체의 다른 부위에 증상(통증)을 가져오는 과 흥분의 국소적인 부위로 TP는 신체의 근육, 근막, 골막, 인대, 피부 등을 포함한 모든 연부조직에 분포 한다.

골격근 조직의 통증점은 골격근의 taut band 안에 위치하여 근육에 향상된 긴장성이 국소적으로 과흥분을 일으키는 지점을 말한다.

컨디셔닝이 필요한 이유

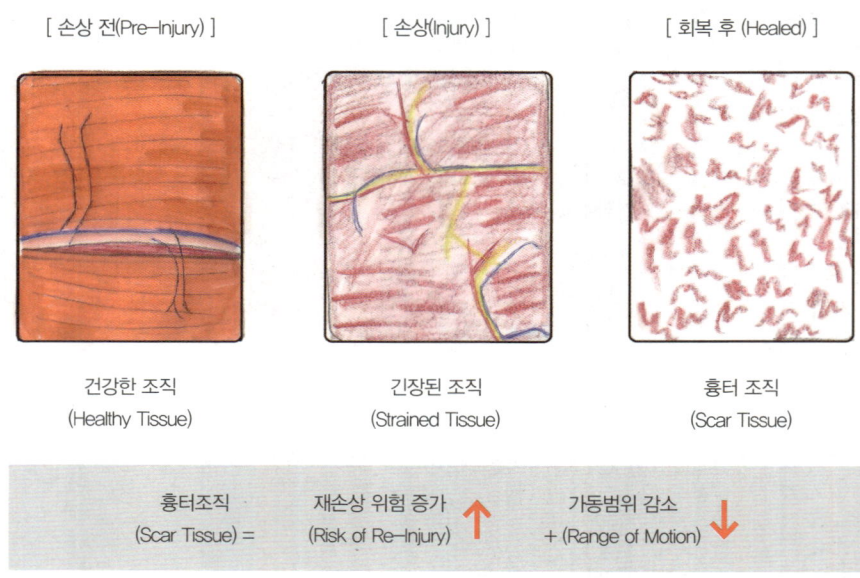

한 번 손상 된 조직은 100% 자연 회복 되기는 매우 어렵기 때문에 위에 예시 그림들 처럼 건강한 조직도 긴장이나 손상을 입은 후 흉터 조직을 남기게 되고 이로 인해서 기능부전 상태가 된다. 이러한 문제 조직에 기계적 자극을 가하면 조직 내의 구성 세포의 재배치와 재생을 유도하여 조직의 점탄성을 회복시킨다.

컨디셔닝이 필요한 이유

근막통증 증후군 / 통증유발점(Trigger Point Map)

- 근육이나 연부조직에 매우 예민한 통점과 단단한 소결절을 형성한다.
- 운동 범위 제한, 근약증(weakness)과 피로감(fatigue) 유발한다.
- 압박 시 원위부 (심장에서 먼 쪽)로 뻗치는 관련통(referred pain)을 동반하는 증후군을 호소한다.
- 골격근 또는 그 근막의 taut band에 내재된 과민 반응점을 말한다.
- 자발적으로 발생하기도 하고 근육 조직에 손상을 당한 후에 발생한다.

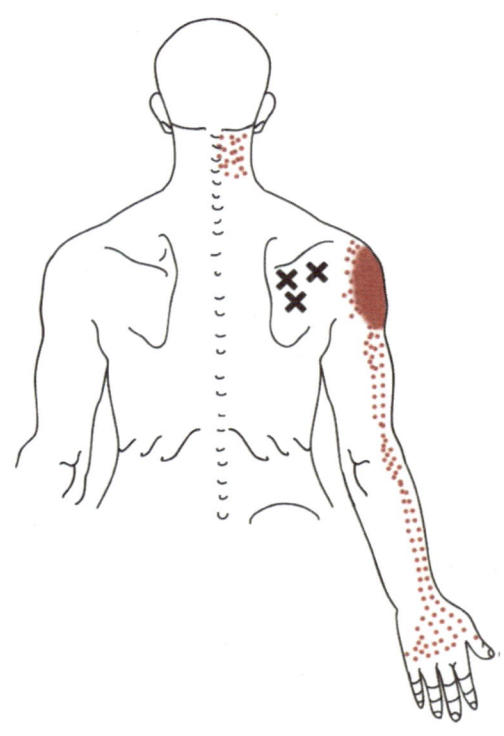

컨디셔닝이 필요한 이유

통증유발점(Trigger point) 분류

분류(Classificaion)

잠재적 (Latent) TrPs
Active TrPs로 활성화되기 전 단계로 적절한 관리가 없다면 활동성 통증유발점 (Active TrPs)으로 발전 된다. 압력을 주지 않는다면 국소적이거나 관련통을 발행하지는 않는다.

활동성 (Active) TrPs
압력을 주지 않더라도 국소적 또는 관련통을 유발시킨다. 중앙 (Central) TrPs 근육의 중심 위치 (정확하게 근섬유의 중앙)에 많이 발생한다.

부착점 (Attachment) TrPs
근육의 부착부(기시, 정지)에 힘이 많이 가해지기 때문에 자주 발생한다.

TIP. 기시—중앙—정지 부위 순으로 컨디셔닝 테크닉을 적용하는 것이 효과적이다.

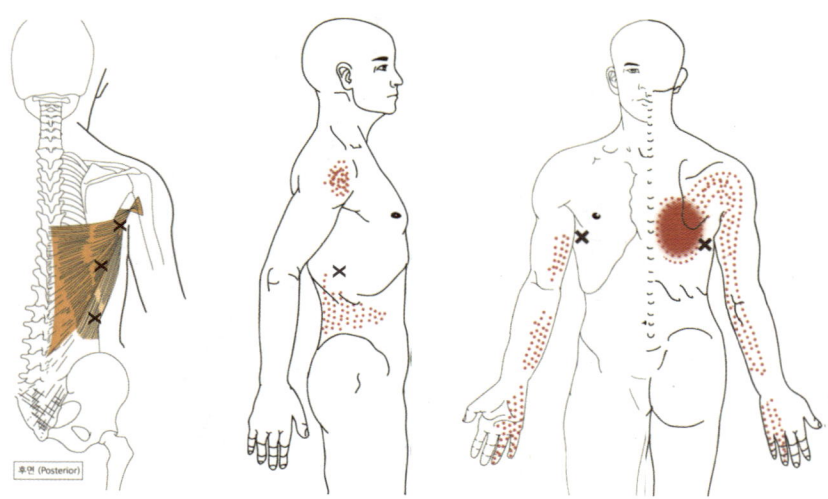

컨디셔닝이 필요한 이유

TP가 형성되는 요인들

1. 과도한 수축
오랜 시간 동안 지속된 등척성 수축은 근조직에 혈류공급을 감소시키게 할 수 있으며, 결과적으로 허혈이 생기게 되고, 에너지 공급 부족으로 TrP가 생성한다.

2. 자극, 손상, 외상
근육이 물리적으로 자극, 손상되었을 경우 발생하는 화학물질이 국소 근조직으로 분비가 된다. 이러한 화학물질들은 근조직에 붓기(swelling)를 일으키고, 혈관을 압박하여 허혈을 만들고 TrP를 생성한다.

3. 인지된 통증
근육에 의해 인지된 통증은 통증 - 경련 - 통증 사이클을 통해 근육을 팽팽하게 (tightening)만들고, 결국 TrP를 생성한다.

4. Muscle splinting(근부목)
관절 주변의 손상으로 인한 통증이 있는 경우에, 손상 부위의 보호를 위해 근육은 팽팽하게 수축하게 되어 TrP를 생성한다.

5. 지속적인 근 단축
근육이 오랜 시간 동안 짧아져 있으면, 단축에 적응하게 된다. 짧은 상태로 적응한 근육은 팽팽해지며(수축이 증가함), 이러한 긴장의 증가가 TrP를 생성한다.

6. 지속적인 스트레칭
근육조직을 포함한 연부조직의 스트레칭은 이론적으로는 매우 좋지만, 과도한 스트레칭 또는 갑작스러운 빠른 스트레칭의 경우에는 근방추 반사 (Muslce spindle reflex)가 일어나서 근육이 팽팽해진다.

이러한 이유들로 인해 쉽게 TP가 생성 될 수 있다.

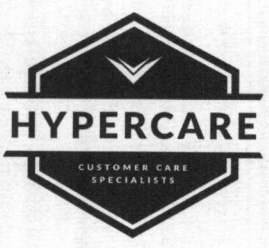

2장. 하이퍼 아이스(Hyperice)

- 하이퍼아이스 소개
- 과학적 자문 위원
- 하이퍼볼트 제품 소개
- 하이퍼볼트 어플 소개
- 기타 구성품 소개
- 하이퍼 볼트의 적용을 위한 인체의 이해
- 진동과 관련된 연구 결과 소개
- 하이퍼볼트 테크닉의 장점
- 부작용 및 주의사항
- 하이퍼볼트 테크닉 지침
- 하이퍼볼트 테크닉 적용 방법
- 하이퍼볼트 테크닉 TIP
- 하이퍼볼트 테크닉의 효과

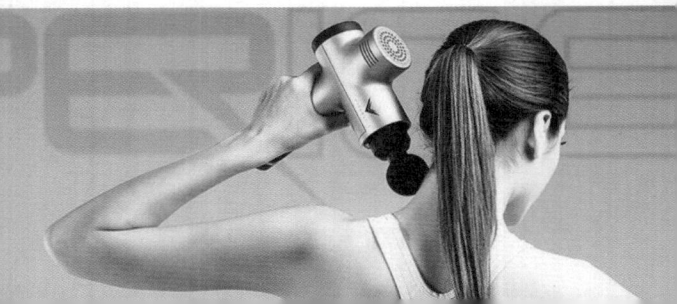

하이퍼 아이스(Hyperice)

하이퍼 아이스 소개

하이퍼아이스(Hyperice)의 대표 ANTHONY KATZ는 스포츠와 과학에 열정이 넘치는 사람이다.

운동선수로서의 경력과 생리학을 공부한 그는 건강한 신체를 유지하는 것이 운동선수들에게 그 무엇보다도 중요하다는 것을 깨닫게 되었다.

이로부터 몇 해 전, 그는 운동 후 회복을 빠르게 하고, 부상을 방지하는 제품들로 구성된 브랜드를 만들게 되었다.
높은 수준의 퀄리티를 갖는 제품을 만들기 위해 그는 세계 최고의 운동선수들, 트레이너들과 함께 연구하고 협업하고 있다.

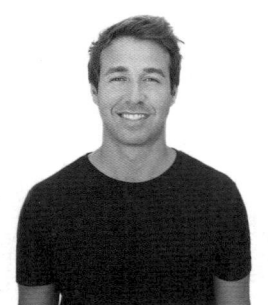

HYPERICE의 비전은 효과적인 회복을 가능하게 하는 높은 수준의 여러 운동 기구들을 만들어 내는 것이다.

세계에서 가장 좋은 회복 기구를 만들겠다는 신념 아래 여러 운동선수과 함께 만들어온 제품들은 지금 전 세계에서 1000여 명이 넘는 스포츠 스타들이 이용하고 있다.

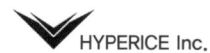

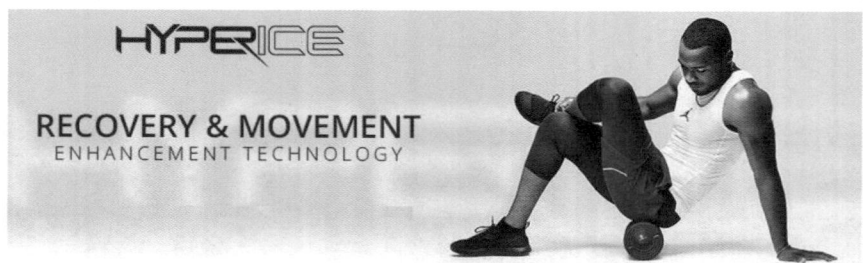

하이퍼 아이스(Hyperice)

과학적 자문 위원

THE Hypervolt AND DR. MIKE CLARK (NASM. CEO)

스포츠 의학 산업과 선수 경기수행에 있어서 글로벌리더이며 Fusionetics의 설립자인 MIKE CLARK은 현재 HYPERICE 과학자문의원회의 개발에 선두적인 역할을 하고 있다.

CLARK 박사는 인간의 최적화된 운동수행과 재활치료에서의 리더십 그리고 그의 혁신적인 HYPERICE가 가져온 인간 움직임 과학에서 세계적으로 유명한 전문이다.

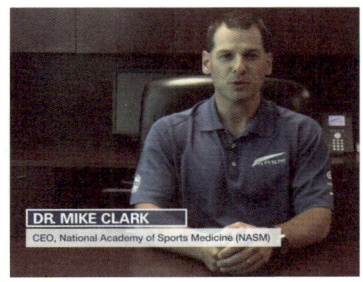

CLARK 박사는 모든 HYPERICE의 혁신적인 개발과 테스트에서 스포츠과학과 최첨단 기술을 통합해 왔다.

CLARK 박사는 모든 건강과 증진을 위해 회복향상 및 최적의 운동 수행, 부상감소에서 사전에 효과적인 해결책을 찾기 위해 지속해서 집중하였고, HYPERICE를 □ 권한 후, 나는 가장 혁신적인 것 중의 하나이며, 의미 있는 생산품인 더 바이퍼와 하이퍼볼트 출시의 도움을 기쁘게 생각한다.

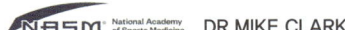

하이퍼 아이스(Hyperice)

하이퍼볼트 제품 소개

렙터 (Vibartor RAPTOR)

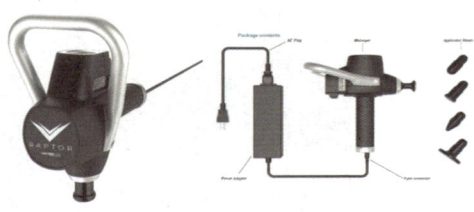

- 인체 공학적 디자인으로 마사지를 적용
- 4가지 액세서리를 활용하여 부위별 적용 가능
- 경직된 근육 및 긴장된 근육의 회복에 효과적
- 신체 활동 이전에 워밍업 효과를 제공
- 뭉친 근육을 풀어주고 기능적 운동 제공
- 조절기를 통한 정밀한 컨트롤 가능
- 1~6단 조절
  (600, 1200, 1800, 2400, 3000, 3600 RPM)
- 회복 및 재활, 수술 후 회복에 도움을 준다

The RAPTOR is a state-of-the art handheld percussion therapy device.

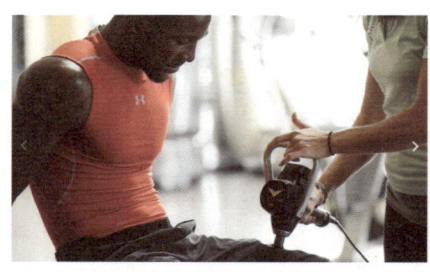
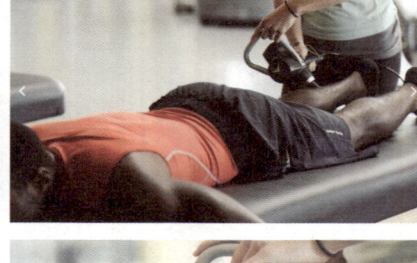
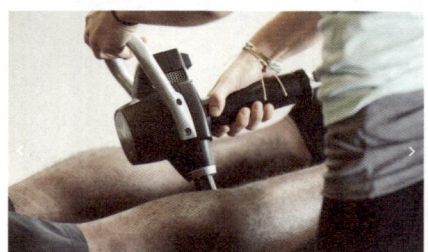
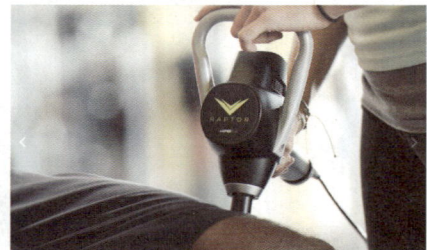

기존 자사 유선 제품(단종)

하이퍼 아이스(Hyperice)

하이퍼볼트 블루투스(Hypervolt Blue Tooth)

Hypervolt Blue Tooth는 근육의 경직과 통증을 완화 시키고, 순환과 가동범위 (ROM)를 증가시키며 신체의 연부 조직의 문제 개선, 피로 회복 및 건강증진을 시킬 수 있는 최첨단 진동 마사지 장치이며 블루투스로 어플과 연동하여 더 효과적으로 활용이 가능한 제품이다.

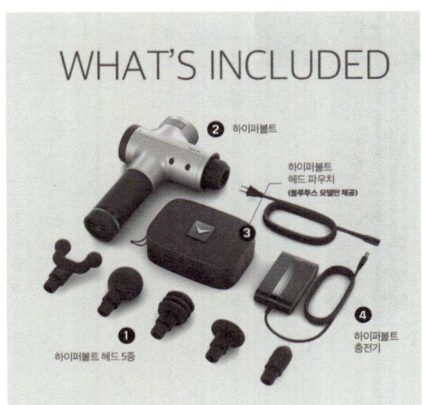

- 최신식 무선 진동 마사기기구 (ROM 증가)
- 피로 회복 및 근육 통증 & 경직 감소
- 순환 및 혈류 개선, 신체 연부조직 강화
- 자가 근막 이완 하기에 가볍고 사용이 간편
- Quiet Glide 기술 기반 강력한 고토크 모터
- 3단 강도 조절 (2400, 2800, 3200 BPM)
- 충전식 리튬 이온 배터리 24V
- 1회 (1시간 30분 충전시 3시간 사용 가능)
- 경량 (1.1kg)이며 인체공학적 디자인
- 교체 가능한 5가지 헤드 부착물
- 60W 고성능 모터 (3단 압력조절 LED 표시등)

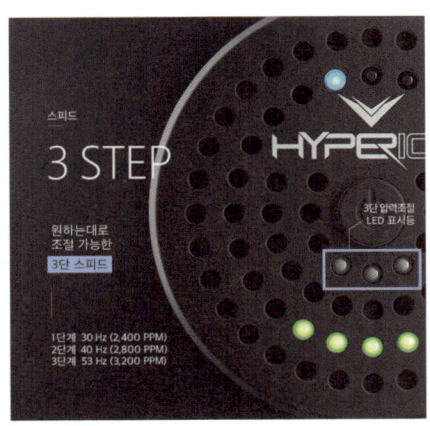

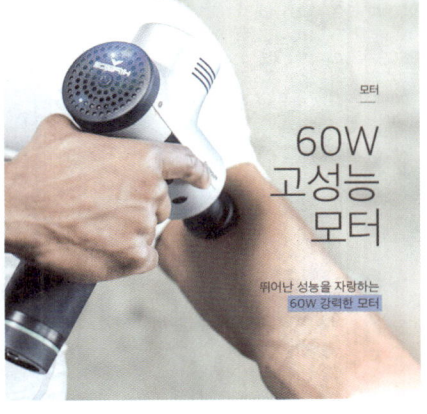

본 제품은 의료기기가 아님

하이퍼 아이스(Hyperice)

하이퍼볼트 블루투스(Hypervolt Blue Tooth)

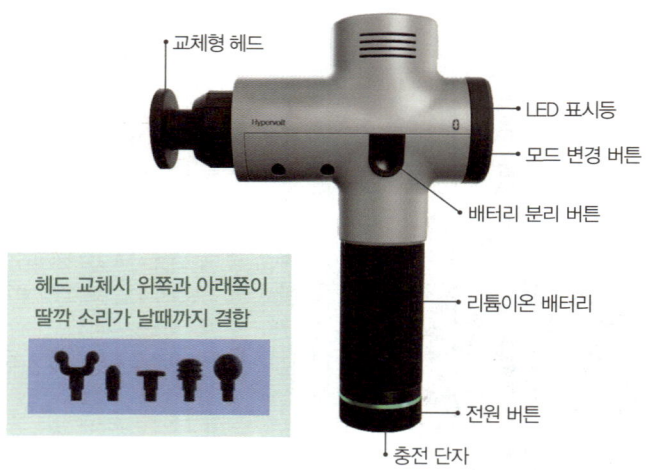

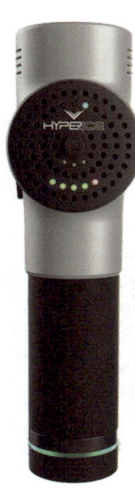

제품명	Hypervolt (Bluetooth®)
구성	본체1개+충전기1개+헤드5종+배터리1개+헤드파우치1개
제조사	Hyperice Inc
원산지	Designed in the USA and assembled in China
무게	1.1kg
크기	254mm X 132mm X 82mm
모터/힘	Brushless / 60W
속도	3 (30Hz / 40Hz / 53Hz)
PERCUSSIONS	2,400 / 2,800 / 3,200
배터리/충전기	충전식 리튬 이온 배터리로 2시간 이상 사용 가능
여행	휴대가 간편, TSA 기내 반입 승인
보증	무상 AS 기간 1년 제공

하이퍼 아이스(Hyperice)

하이퍼볼트 플러스 블루투스(Hypervolt Plus Blute Tooth)

Hypervolt Plus는 기존 60W 모터에서 90W 고성능 모터로 변경되면서 더 강한 출력과 타격감을 전달해 주어 체격이 큰 남성들이나 근육이 많은 운동선수들이 선호 하는 제품이다.

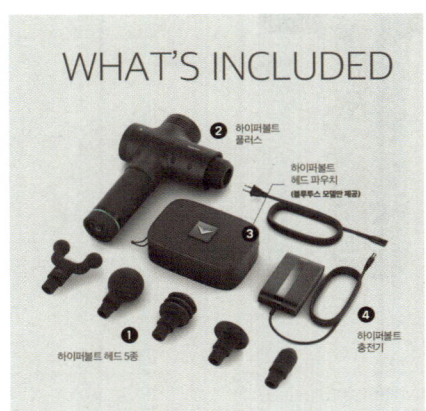

- 최신식 무선 진동 마사지기구 (ROM 증가)
- 피로 회복 및 근육 통증 & 경직 감소
- 순환 및 혈류 개선, 신체 연부조직 강화
- 자가 근막 이완 하기에 가볍고 사용이 간편
- Quiet Glide 기술 기반 강력한 고토크 모터
- 3단 강도 조절 (2400, 2800, 3200 BPM)
- 충전식 리튬 이온 배터리 24V
- 1회 (1시간 30분 충전시 3시간 사용 가능)
- 경량 (1.3kg)이며 인체공학적 디자인
- 교체 가능한 5가지 헤드 부착물
- 90W 고성능 모터 (3단 압력조절 LED 표시등)

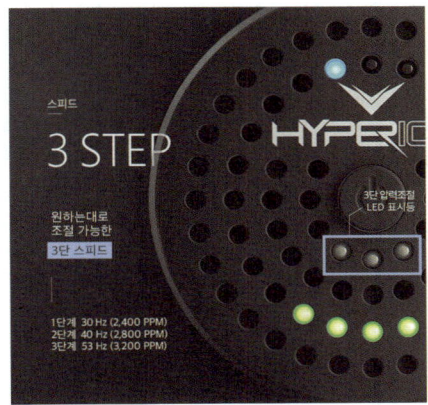
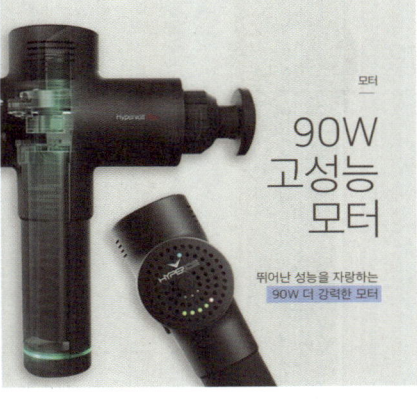

본 제품은 의료기기가 아님

하이퍼 아이스(Hyperice)

하이퍼볼트 플러스 블루투스(Hypervolt Plus Blute Tooth)

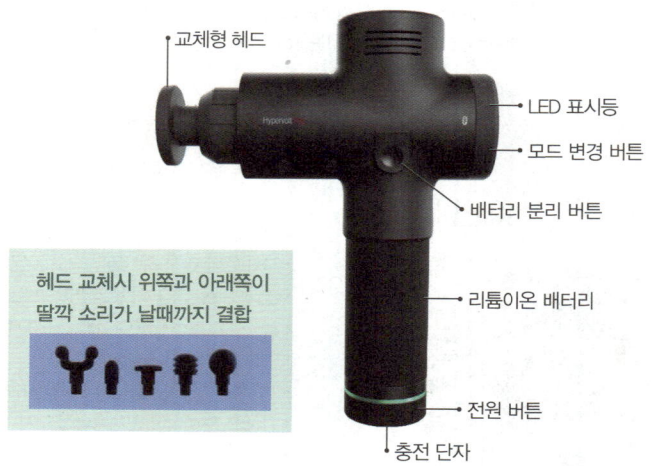

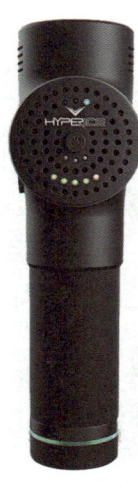

제품명	Hypervolt Plus (Bluetooth®)
구성	본체1개+충전기1개+헤드5종+배터리1개+헤드파우치1개
제조사	Hyperice Inc
원산지	Designed in the USA and assembled in China
무게	1.3kg
크기	254mm X 132mm X 82mm
모터/힘	Brushless / 90W
속도	3 (30Hz / 40Hz / 53Hz)
PERCUSSIONS	2,400 / 2,800 / 3,200
배터리/충전기	충전식 리튬 이온 배터리로 2시간 이상 사용 가능
여행	휴대가 간편, TSA 기내 반입 승인
보증	무상 AS 기간 1년 제공

하이퍼 아이스(Hyperice)

하이퍼볼트 고(Hypervolt Go)

하이퍼볼트 GO는 일반형 제품으로 가격은 기존 하이퍼볼트 제품들보다 저렴하며 40w 출력의 모터가 탑재되어 작지만 강력한 힘과 조용한 제품 특성은 여전히 우수하다. GO는 심플하면서도 단순함을 염두에 두고 설계된 초경량 제품이다.

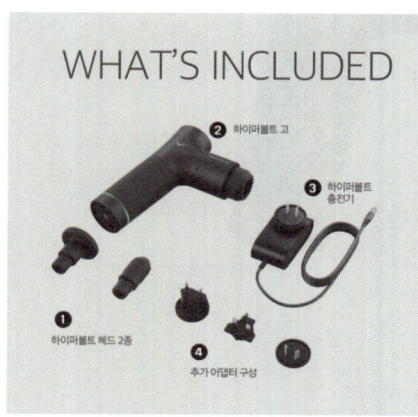

- 최신식 무선 진동 마사지기구 (ROM 증가)
- 피로 회복 및 근육 통증 & 경직 감소
- 순환 및 혈류 개선, 신체 연부조직 강화
- 자가 근막 이완 하기에 가볍고 사용이 간편
- Quiet Glide 기술 기반 모터
- 3단 강도 조절 (2400, 2800, 3200 BPM)
- 충전식 리튬 이온 배터리 24V
- 1회 (1시간 충전시 2.5시간 사용 가능)
- 경량 (0.6kg)이며 인체공학적 디자인
- 교체 가능한 2가지 헤드 부착물

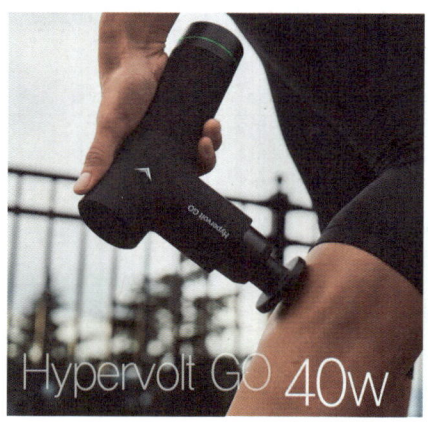
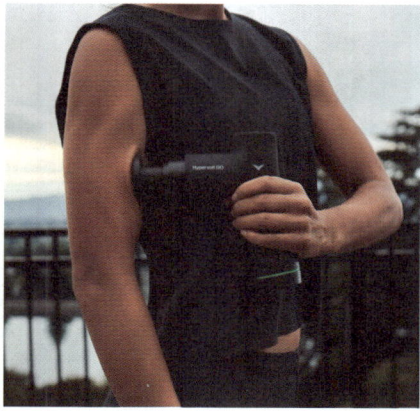

본 제품은 의료기기가 아님

하이퍼 아이스(Hyperice)

하이퍼볼트 고(Hypervolt Go)

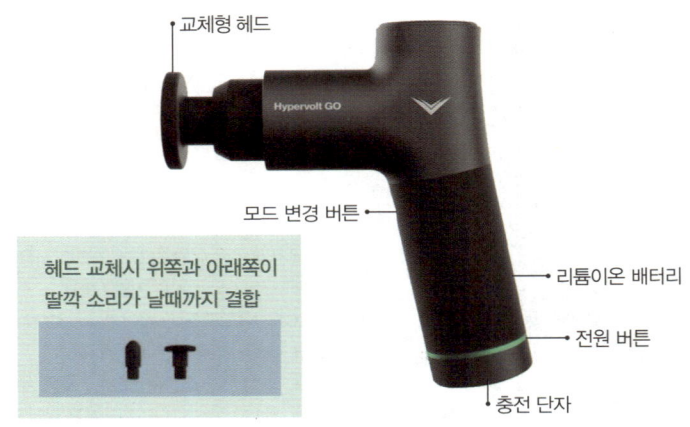

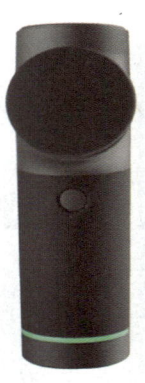

제품명	Hypervolt GO
구성	본체1개+충전기1개+헤드2종+배터리1개
제조사	Hyperice Inc
원산지	Designed in the USA and assembled in China
무게	0.6kg
크기	139mm X 139mm X 50mm
모터/힘	Brushless / 40W
속도	3
배터리/충전기	충전식 리튬 이온 배터리로 2.5시간 이상 사용 가능
여행	휴대가 간편, TSA 기내 반입 승인
보증	무상 AS 기간 1년 제공

하이퍼 아이스(Hyperice)

하이퍼볼트 상품 비교

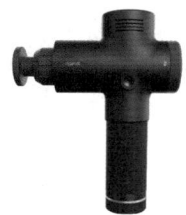 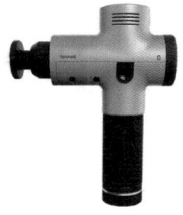 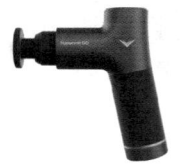

	Hypervolt Plus(Bluetooth®)	Hypervolt (Bluetooth®)	Hypervolt GO
배터리	충전식 리튬이온 배터리 (최대 2시간 이상 사용 가능)	충전식 리튬이온 배터리 (최대 2시간 이상 사용 가능)	충전식 리튬이온 배터리 (최대 2시간 이상 사용 가능)
무게	3 lbs / 1.3kg	2.5 lbs / 1.1kg	1.5 lbs / 0.6kg
실속력	80 lbs	60 lbs	60 lbs
모터	90W	60W	40W
진동수	Level 1 : 30Hz / 2,400PPM Level 2 : 40Hz / 2,800PPM Level 3 : 53Hz / 3,200PPM	Level 1 : 30Hz / 2,400PPM Level 2 : 40Hz / 2,800PPM Level 3 : 53Hz / 3,200PPM	Level 1 : 30Hz / 2,400PPM Level 2 : 40Hz / 2,800PPM Level 3 : 53Hz / 3,200PPM
어태치먼트	헤드 5종 구성	헤드 5종 구성	헤드 2종 구성
어태치먼트 파우치	O	O	X
컬러	매트블랙	실버	매트블랙
압력	3단계 LED 압력조절센서	3단계 LED 압력조절센서	X
보증기간	1년	1년	1년
블루투스	O	O	X

The Hyperice App

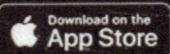

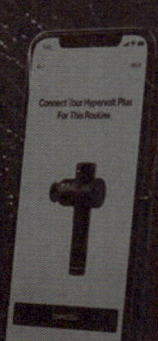

The Hyperice app

블루투스에 연결하고 마사지를 받아보세요

본체와 어플을 연동시키면 루틴에 맞추어
자동으로 마사지를 받을 수 있습니다.

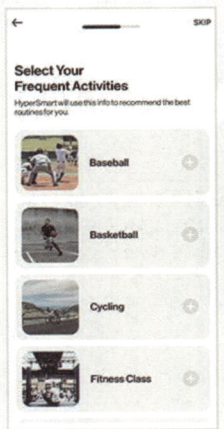

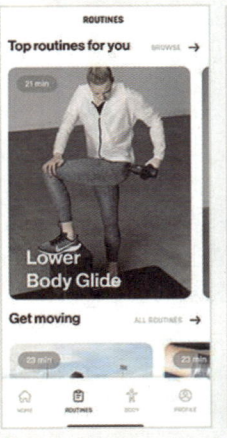

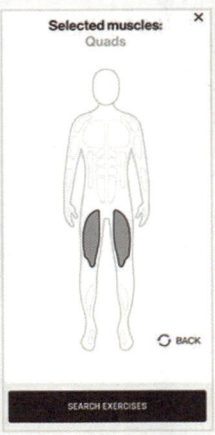

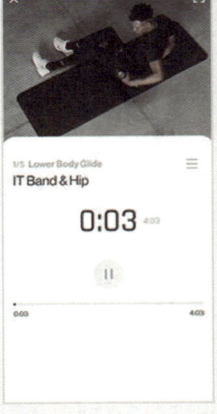

STEP 1
어플을 실행 후
주 종목을 선택합니다.

STEP 2
선택한 주 종목의
다양한 루틴이 추천됩니다.

STEP 3
원하는 부위를 선택해
마사지를 할 수 있습니다.

STEP 4
어플에 나오는 루틴대로
하이퍼볼트가 자동실행됩니다.

HyperSmart X Apple Health / Strava

하이퍼스마트의 더욱 완벽한 개인 맞춤 추천

 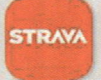

Apple Health와 Strava 어플을 연동시키면
개인의 신체에 맞는 루틴을 추천받으실 수 있습니다.

 The Hyperice App

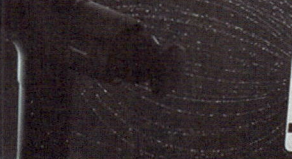

   WATCH

hyper smart

Apple Health와 Strava 어플활용
개인 신체에 맞게 루틴 추천

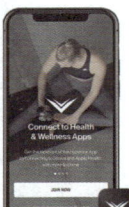
하이퍼 아이스
앱을 다운로드 하세요

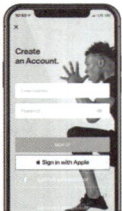
어플 실행후
회원 가입 하세요

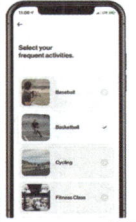
개인의 신체활동과
생활방식을 선택 하세요

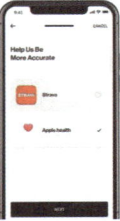
apple health & Strava
연동하여 사용하세요

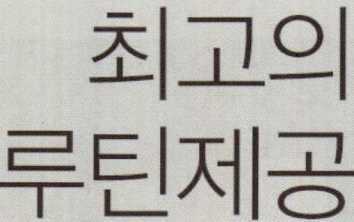

The Hyperice app

최고의 루틴제공

'HYPERSMART'
개개인의 신체에 맞추어 최고의 루틴을 추천

디바이스를 앱에 연결하여 사용하면,
통증 완화, 유연성 향상, 성능 최적화 등
다양한 기능을 사용할 수 있습니다.

* 하이퍼볼트 BLUETOOTH 제품에서만 연동 가능합니다.

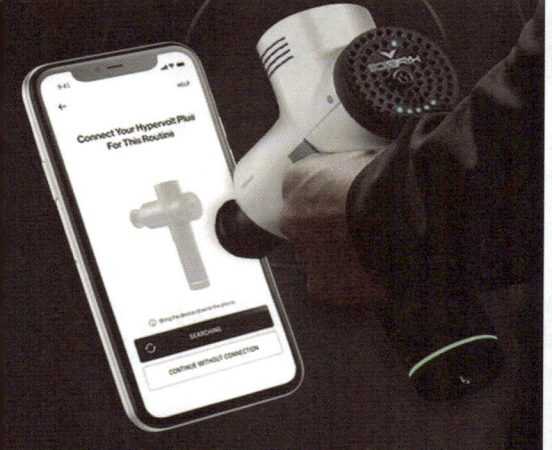
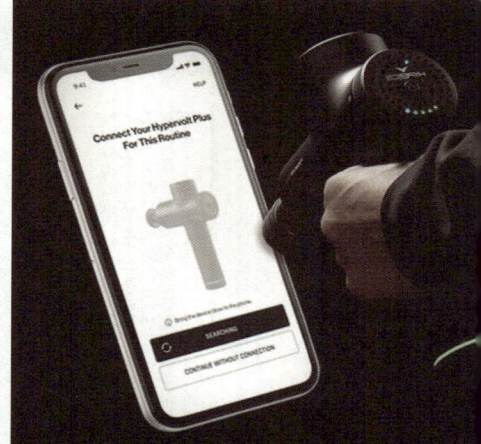

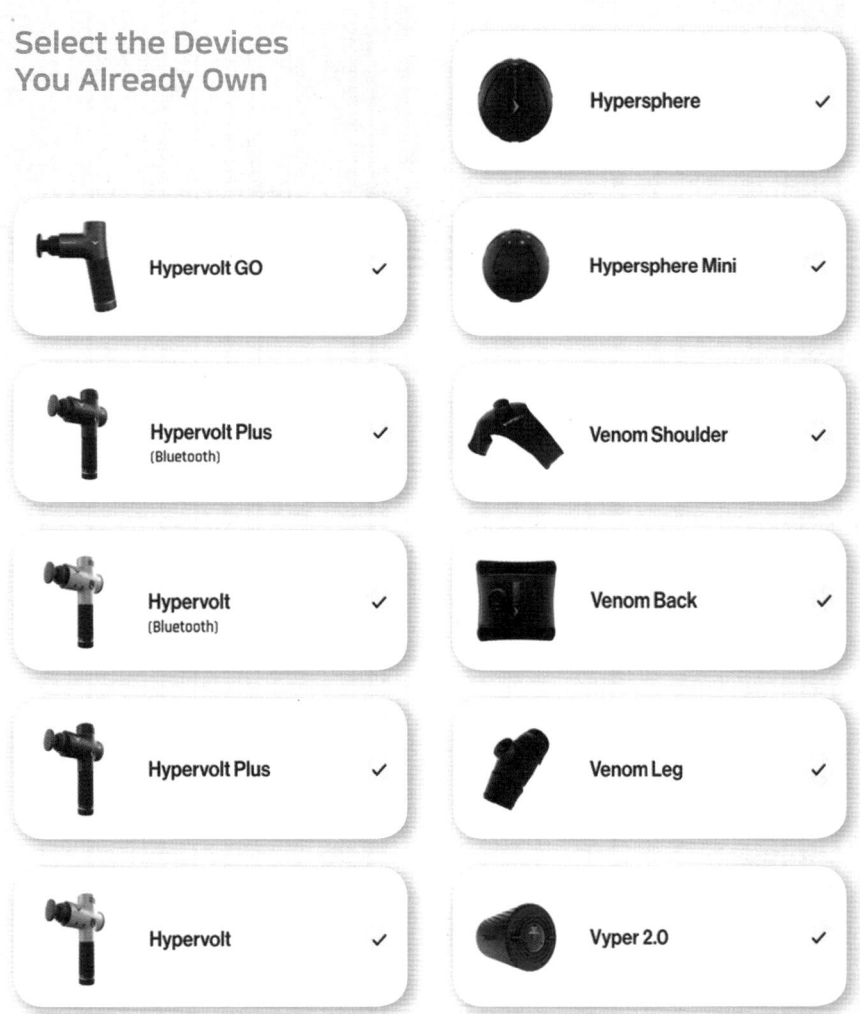

관심이 있거나 가지고 있는 장비를 어플에서 선택하면 관련 활용법 영상을 어플을 통해서 볼 수 있다.

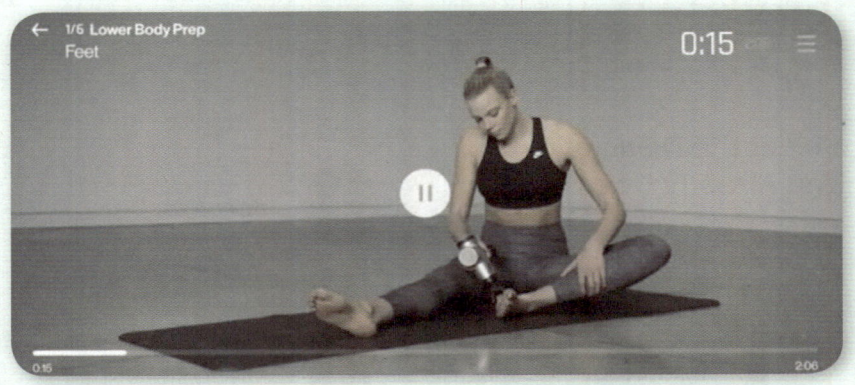

Calves

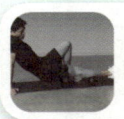
Calves Alignment
3 MIN

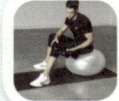
Calves Focus
5 MIN

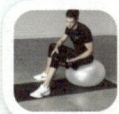
Lower Body Flush
17 MIN

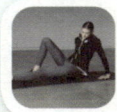
Lower Pinpoint
13 MIN

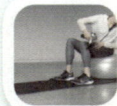
Calves Flush
7 MIN

Feet

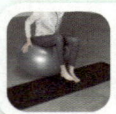
Lower Pinpoint
13 MIN

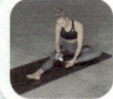
Foot Focus
3 MIN

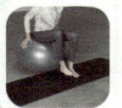
Foot Pinpoint
3 MIN

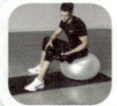
Foot Flush
7 MIN

Test
8 MIN

목표 신체 부위를 선택하면 해당 근육을 도구별로 적용하는 방법에 대한 영상과 루틴을 볼 수 있다. 이를 참고해서 적용하면 된다.

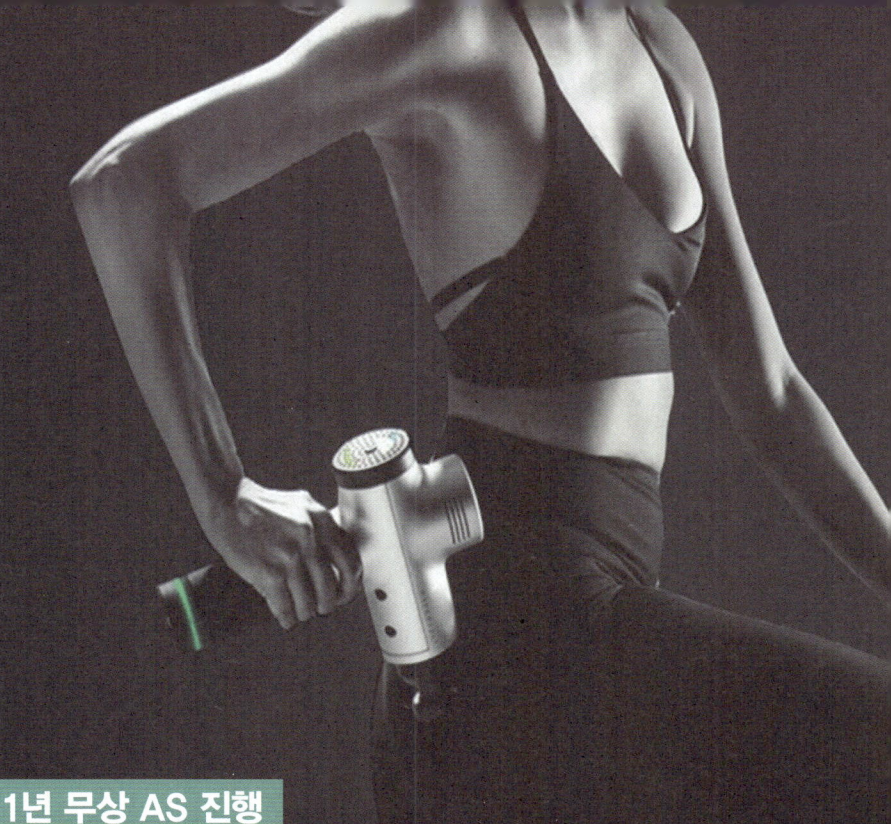

국내 1년 무상 AS 진행

정식 수입원 통관 제품
(해외직구 제품 AS 불가)

- 상담시간 : 평일 10:00 ~ 16:00
  (토요일, 일요일, 공휴일) 휴무
- 상담 및 문의전화 : 031-737-2230
  (sns@snsi.co.kr)
- 주소 : 경기도 성남시 중원구 둔촌대로 457번길 27,
  304호(상대원동, 성남우림라이온스밸리)
  (주)에스앤에스

믿고 사용 하는 하이퍼볼트

KC 적합 및 안전 인증통과

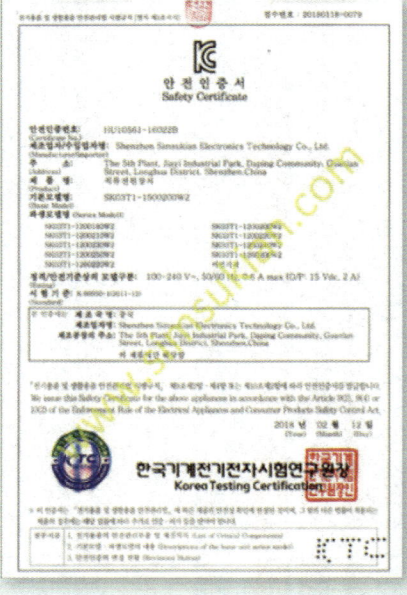
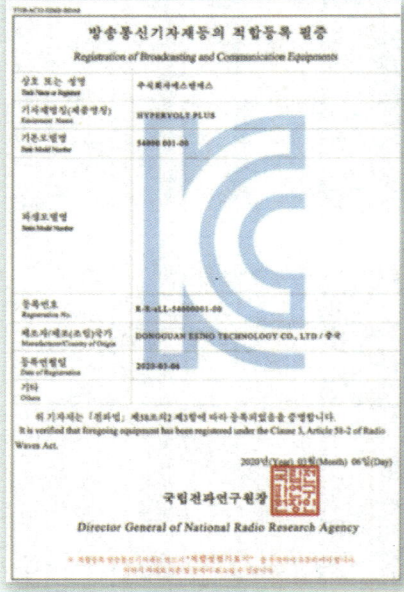

하이퍼 아이스(Hyperice)

기타구성품 소개

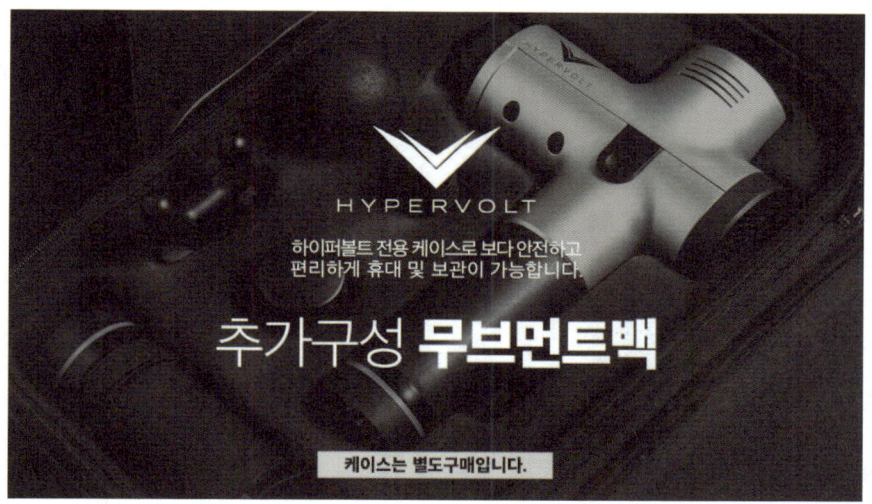

Hypervolt Case

가볍고 부드러운 실리콘 소재의
하이퍼볼트 전용 케이스

하이퍼볼트와 하이퍼볼트 플러스 모두 사용 가능하며 본체, 헤드 5종, 충전기를 넣어 사용하실 수 있다.

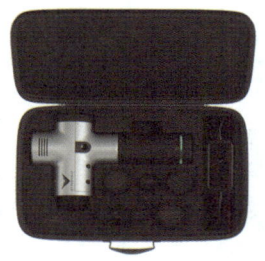

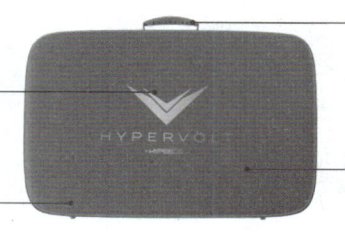

하이퍼볼트 정품
하이퍼볼트 전용, 최상품질의 정품 케이스이다.

구성품 모두 보관 가능
본체, 헤드 5종, 충전기까지 구성품 모두 안전하게 보관 가능하다.

실리콘 그립 핸들
부드러운 실리콘으로 손을 보호해주는 뛰어난 그립감의 손잡이

실리콘 소재 외관
광택 없는 매트한 텍스처와 부드러운 실리콘 소재

하이퍼 아이스(Hyperice)

하이퍼볼트 차징 충전대

별도 옵션 상품으로 추가 구매 하는 상품 이다.

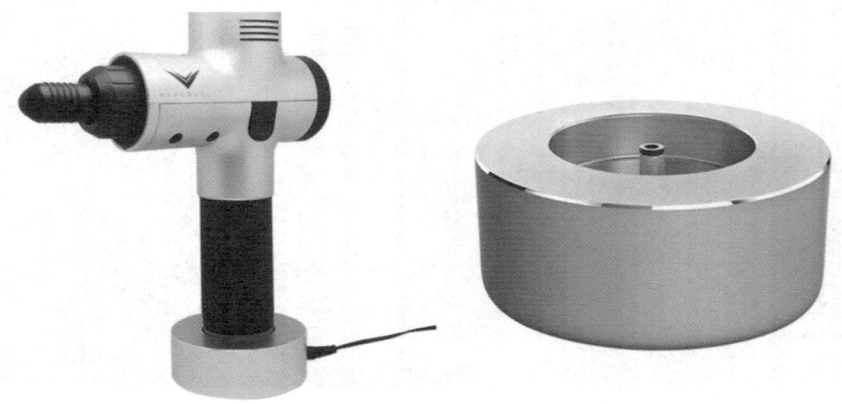

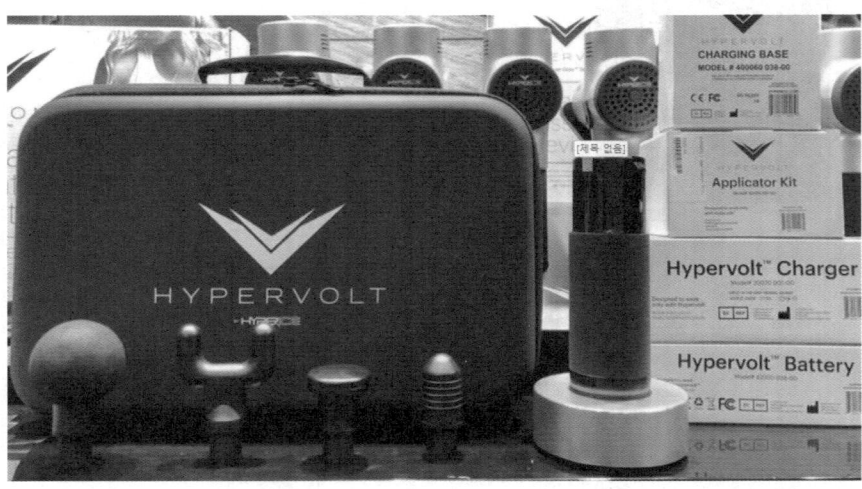

하이퍼 아이스(Hyperice)

하이퍼 볼트 제품 상세 보기

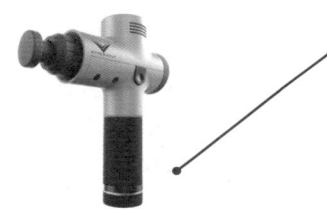

배터리 탈착식으로 본체 옆면 검은 버튼을 누르고 밑으로 당겨주면 분리 가능

- Quiet Glide 기술 기반 강력한 고토크 모터
- 소음이 없는 조용한 진동건

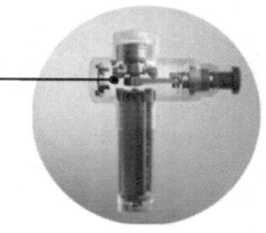

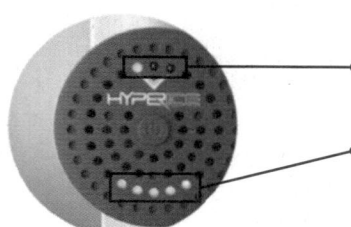

- 버튼을 통해 강도 조절이 가능
- 버튼을 눌러 3단 조절
- 배터리 잔량 표시 (5칸 완충)

- 재충전 가능한 리튬-이온 배터리
- 3가지 색상 배터리 표시 (빨강,노랑,초록)
- 손잡이 하단 On, Off 버튼과 충전코드

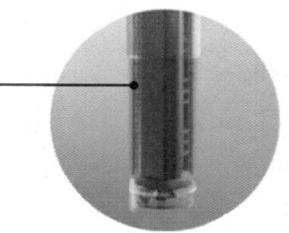

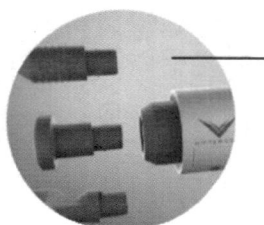

- 교체 가능한 5가지 헤드 부착물
- 목적별 선택적 적용

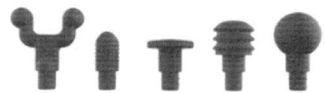

하이퍼 아이스(Hyperice)

압력 센서가 내장된 3단계 강도 조절!

마사지를 필요로 하는 부위와 부상의 정도에 맞게
압력 센서가 단계를 조절하여 진동 세기를 맞춰줍니다

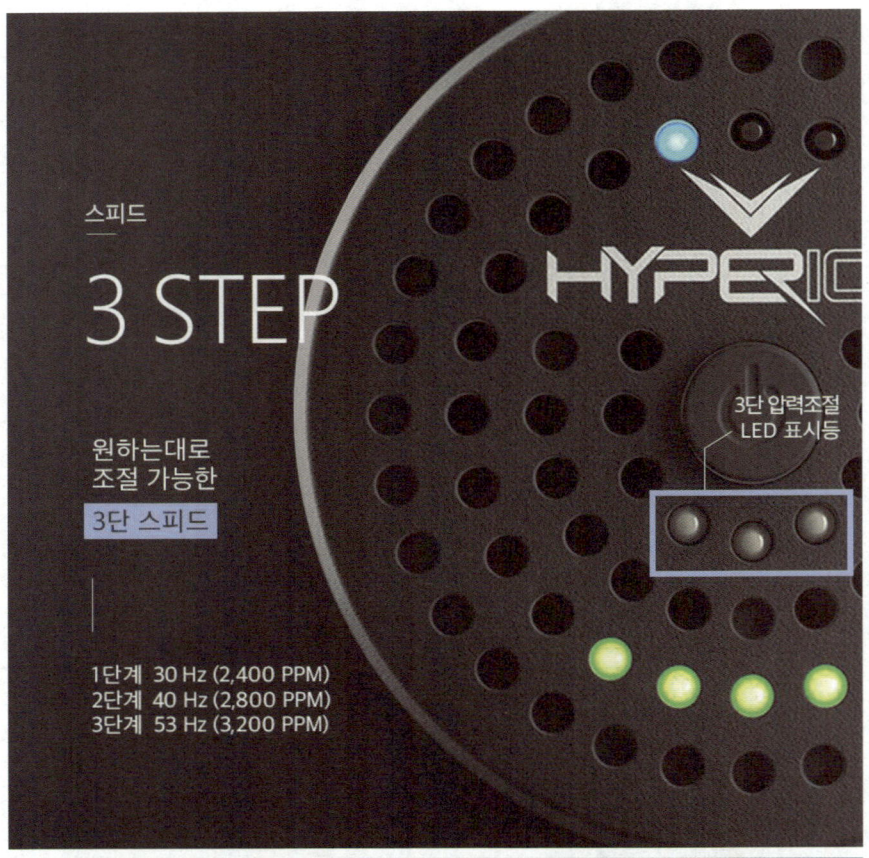

압력 센서 내장
하이퍼볼트는 3개의 흰색 LED로 압력 센서의 단계를 보여줍니다.

하이퍼 아이스(Hyperice)

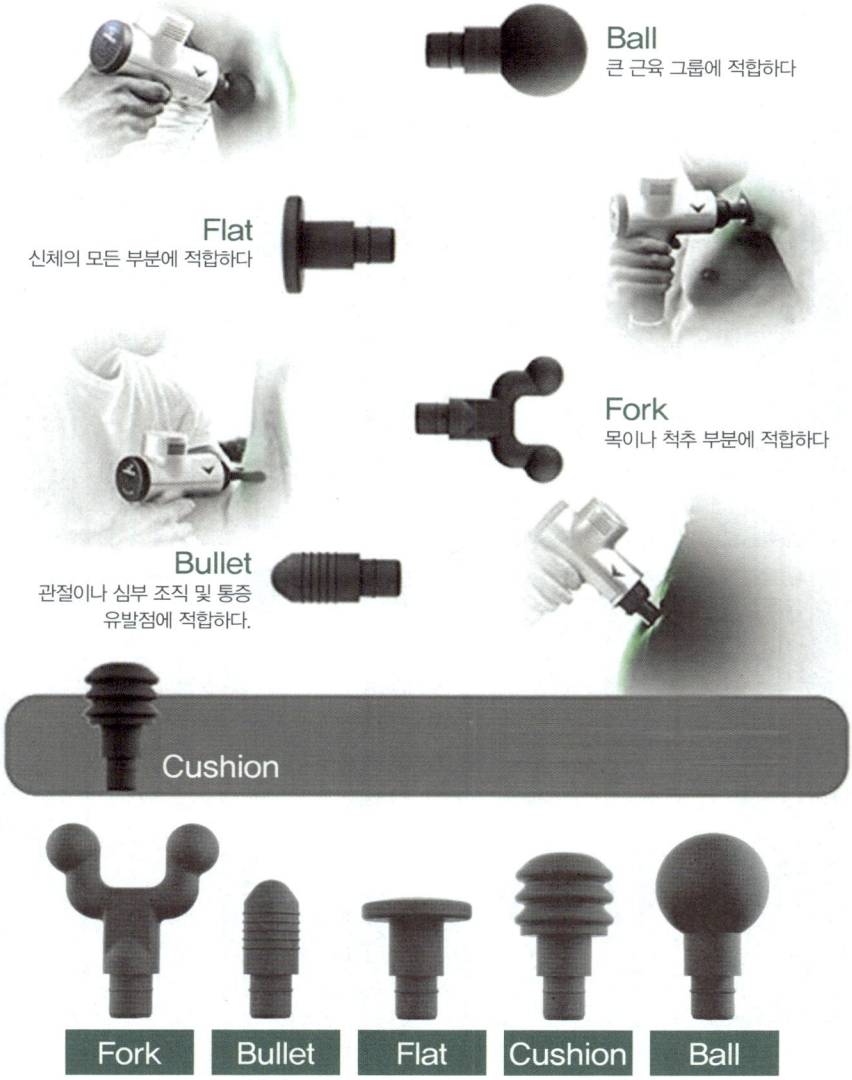

Ball
큰 근육 그룹에 적합하다

Flat
신체의 모든 부분에 적합하다

Fork
목이나 척추 부분에 적합하다

Bullet
관절이나 심부 조직 및 통증 유발점에 적합하다.

Cushion

Fork Bullet Flat Cushion Ball

하이퍼 아이스(Hyperice)

하이퍼볼트(Hypervolt)의 적용을 위한 인체의 이해

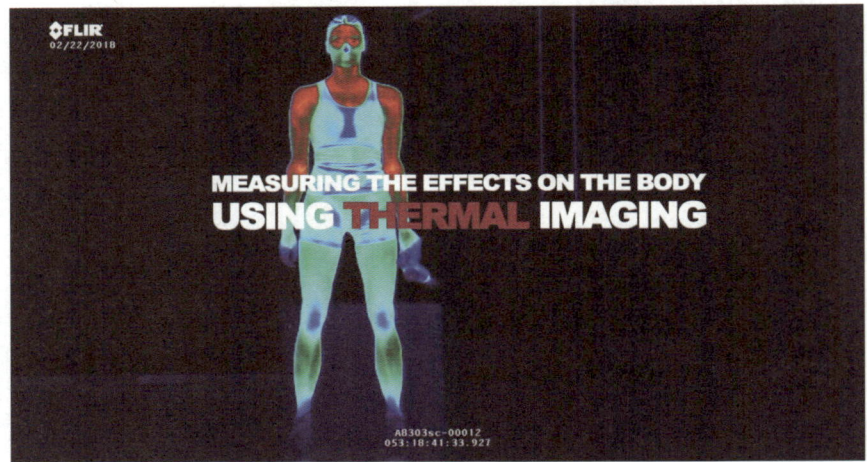

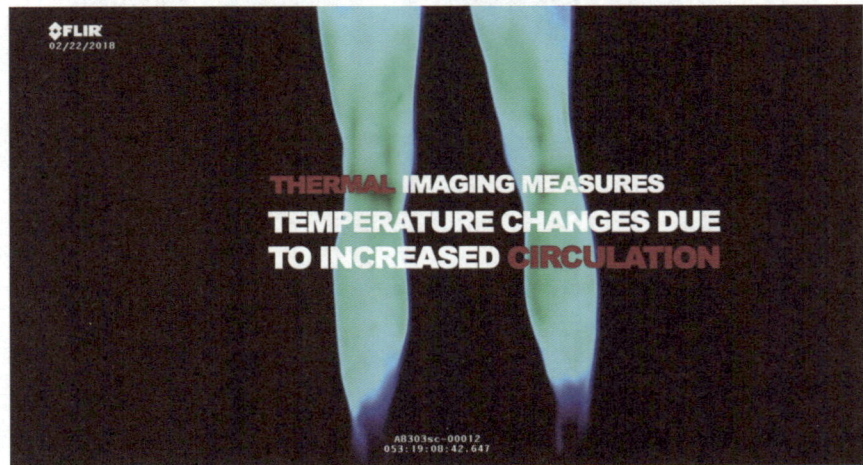

하이퍼볼트가 신체에 미치는 영향을 열화상 카메라를 활용해 보여준다.

하이퍼 아이스(Hyperice)

하이퍼볼트(Hypervolt)의 적용을 위한 인체의 이해

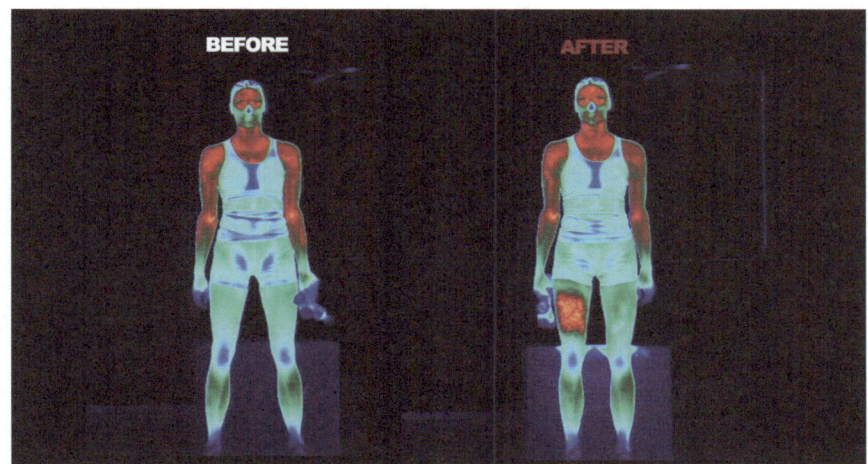

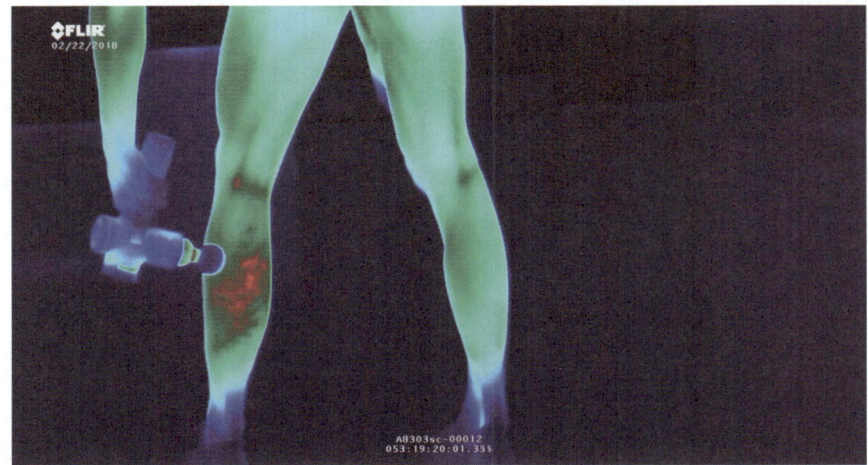

하이퍼볼트 적용 전보다 적용 후 체온 상승 및 순환 증가를 볼 수 있다.

하이퍼 아이스(Hyperice)

진동과 관련된 연구 결과 소개

인체에 진동(vibration)의 반응과 효과는 1990년대 부터 스포츠 분야를 통해 적용되기 시작했다. 이미 유럽이나 미국, 일본 등의 선진국에서는 진동을 운동 처치(exercise intervention)의 일환으로 다양한 스포츠 현장에 활발하게 사용하고 있다.

진동 운동의 기원은 중력이 없는 우주 공간에서 비행사들에게 인위적으로 과 중력 상태를 만들어 근골격계(muscular skeletal system) 기능적-형태적 퇴화를 예방하기 위해 러시아에서 처음으로 고안되었으며, 이후 그 효과가 근골격계뿐만 아니라 심혈관계 (cardiovascular system), 신경계(nervous system), 내분비계(endocrine system) 등에 영향을 미칠 수 있다는 연구들이 발표됨으로써(Cardinale & Bosco, 2003; Oh, Kang, Min, & Kwon, 2015; Woo & Park, 2015) 현재는 물리치료, 재활 등의 분야까지 응용범위가 확대되고 있다(Remaud, Cornu, & Gu□vel, 2009).

진동 자극은 기계적 수용기(mechanoreceptor)에 의해 입력되며, 운동(motor)과 감각(sensory) 신경에 다양한 영향을 미친다. 이러한 진동 자극에 민감하게 반응하는 수용기에는 근방추의 1차 구심성 신경(Ia afferent, primary spindle ending), 2차 구심성 신경(II afferent, secondary spindle ending), 피부 및 피하 수용기(subcutaneous receptor) 등이 있다. 근육 또는 힘줄(tendon)에 적용된 진동 자극은 근섬유의 순간적인 길이 변화를 유발한다.

추내근섬유(intrafusal muscle fiber)의 근방추(muscle spindle)는 근육의 길이 변화와 속도에 대한 정보를 중추신경계(central nervous system)로 입력하는 수용기로서, 근섬유의 길이 변화를 일으키는 진동 자극에 의해 근방추의 1차 구심성 신경이 가장 높은 수준으로 활성화 된다(Bianconi & Van der Meulen, 1963; Brown, Engberg, & Matthews, 1967). 또한 활성화된 근방추의1차 구심성 신경은 최대 100Hz의 진동수(frequency)까지 적용된 진동의 주기에 따라 활동전위(action potential)를 생성하는 것으로 보고되고 있다(Cordo, Burke, Gandevia, & Hales, 1998; Roll & Vedel, 1982).

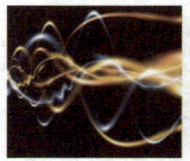 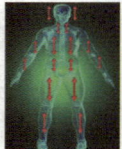 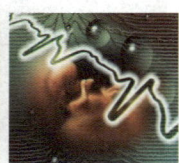

하이퍼 아이스(Hyperice)

외부 진동 자극에 대한 근육의 반응은 진동을 완충하기 위한 긴장성 진동반사(tonic vibration reflex : TVR)로 나타난다(Eklund & Hagbarth, 1966; Herman & Mecomber, 1971). 긴장성 진동 반사라는 용어는 높은 진동수의 진동 자극이 근수축의 느린 변화를 일으킨다는 의미가 내포되어 있으며, 진동 자극의 시작 이후 반사적인 근육의 수축이 게시된다.

진동 자극에 의한 근 수축과 자발적인(voluntary) 근 수축의 EMG 신호는 매우 유사한 형태를 띠지만, 선행연구에서는 진동에 의한 근 수축은 많은 수의 운동뉴런(motor neuron)이 진동 주기에 따라 동시적인 발화(synchronous firing)를 한다고 보고하였다(M. L. Latash, 2008).

진동에 의한 긴장성 진동 반사는 반사적인 근수축을 일으킴으로서 근신경계의 기능 향상에 기여할 수 있다고 하였다(Cardinale & Bosco, 2003). 긴장성 진동 반사의 특징으로서 선행연구에서는 인간은 수의적으로 진동에 의한 긴장성 진동 반사의 영향을 억제하거나 증가시킬 수 있다고 하였으며(M. L. Latash, 2008), 긴장성 진동 반사에 의한 근 수축은 진동이 적용된 근육뿐만 아니라 다중 시냅스 경로(polysynapticpathway)를 통해 길항근(antagonist)과 다른 관절의 근육에도 영향을 줄 수 있다고 하였다(M. Latash & Gurfinkel, 1976).

진동 자극의 효과를 결정하는 주요 요인으로 진동의 진동수(frequency : Hz)와 진동 폭(amplitude : mm), 진동 시간이 있으며, 진동 자극의 적용 방법으로는 전신 진동 자극(whole body vibratory stimulation)과 국소 진동 자극(focal vibratory stimulation)이 존재한다.

하이퍼 아이스(Hyperice)

진동 운동이란 무엇인가?

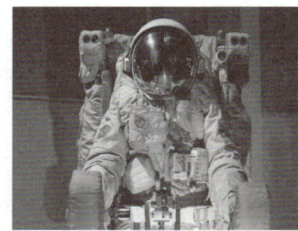
CCCP astronaut in 1960s
(400days/1 launch)

VS

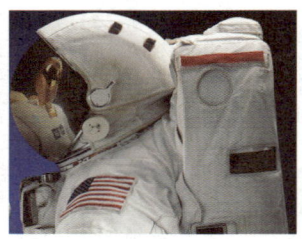
USA astronaut in 1960s
(130days/1 launch)

구소련의 항공우주공학자들은 무중력 상태에 장기간 노출되면, 인간의 근력과 골밀도가 저하된다는 것을 인지하였고, 비행하기 전 우주비행사들에게 진동 트레이닝을 할 경우 근력과 골밀도가 향상되고 안전하게 비행할 수 있다는 사실을 알고 있었다.

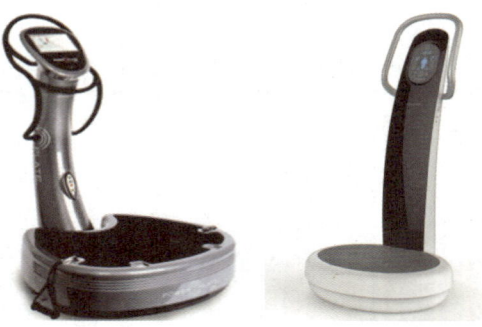

이후 출시된 진동 운동기구는 상/하, 좌/우, 앞/뒤 3차원 파동 에너지로 중력을 만들어 내는 중력 가속 트레이닝 기구이다.

중력이라는 자연 저항을 이용하여 인체에 부담은 줄이고, 몸 전체를 자극해 근육이 더 빨리 수축, 이완하여 3~4배 이상의 효과를 만든다. 특히, 고주파 3차원 진동으로 온몸에 파동 에너지를 만들어 최대 15배 혈액순환을 촉진해 준다.

진동 운동은 근육세포운동으로 근피로 회복을 돕고, 근력을 강화시키며, 평상시 자극 받기 힘든 인대와 건을 부드럽게 마사지 해주고, 웨이트 트레이닝이 불가능한 미세한 속 근육, 골반 속과 같은 작은 근육들의 운동이 가능해 인체의 균형을 잡아 준다.

하이퍼 아이스(Hyperice)

하이퍼볼트가 인체에 미칠 수 있는 영향

하이퍼볼트는 기계적인 자극을 지속적으로 인체에 가할 수 있는 장비이다. 아직 하이퍼 볼트로 직접적인 연구결과는 제품이 나온 지 얼마 되지 않아 없지만, 토끼의 무릎힘줄을 배양하여 공기압식 기계 장치로 일정한 자극을 주었을 때 인대를 구성하는 콜라겐 섬유에 관한 유전자 발현의 변화를 확인한 연구 결과가 있다.

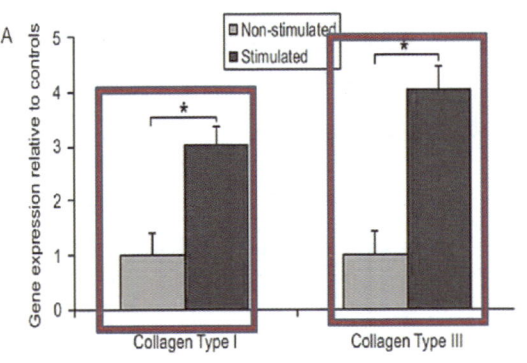

TISSUE ENGINEERING
Volume 13, Number 6, 2007
© Mary Ann Liebert, Inc.
DOI: 10.1089/ten.2006.0339

Mechanical Stimulation Increases Collagen Type I and Collagen Type III Gene Expression of Stem Cell–Collagen Sponge Constructs for Patellar Tendon Repair

NATALIA JUNCOSA-MELVIN, Ph.D.,[1] KARL S. MATLIN, Ph.D.,[2] ROBERT W. HOLDCRAFT, Ph.D.,[2] VICTOR S. NIRMALANANDHAN, M.S.,[1] and DAVID L. BUTLER, Ph.D.[1]

실험결과

기계적 자극을 주었을 때 힘줄의 콜라겐 Type 1,3 섬유의 유전 발현이 자극을 주지 않았을 때 보다 증가한 모습을 볼 수 있다.

임상적 적용

하이퍼 볼트 또한 기계적 자극 장비로서 장비를 이용하여 손상된 힘줄에 적절한 기계적 자극을 일정 기간 적용하면 콜라겐 섬유의 유전 발현 증가로 인해 힘줄의 안정성과 점탄성을 회복시키는데 도움이 될 수 있다.

- 콜라겐 Type 1 : 힘줄 구성하는 콜라겐 섬유
- 콜라겐 Type 3 : 상처조직과 조직 재생에 관여하는 섬유

하이퍼 아이스(Hyperice)

하이퍼볼트가 인체에 미칠 수 있는 영향 2

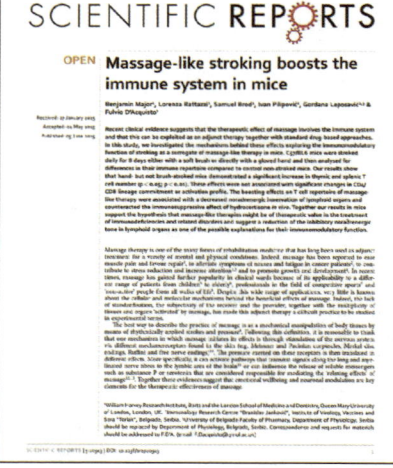

마사지와 같은 스트로크(Stroke)와 같은 물리적 자극이 정상적인 쥐의 면역체계 상태에 어떠한 영향을 미치는지 실험해본 논문이다.

어린아이들도 몸을 주무르면 좋아지는 것을 아는 것처럼 결과적으로 물리적 자극이 면역 체계에 도움이 된다는 논문이다.

세포의 변화를 만들 수 있는 핵심은 바로 자극이다. 이러한 물리적 자극을 통해 해당 세포가 변화하면, 그 상위 개념에 속하는 조직의 구조도 변화를 일으키게 되고, 구조의 변화는 곧 기능의 변화를 유발하게 된다. 세포는 자극에 반응하여 변화를 일으켜 자극이 적용된 세포는 이에 반응하고, 이로 인해 세포의 대사 활동이 원활하게 되어 신체의 모든 구조물이 대사작용을 하게 되면서 본연의 구조와 모습으로 회복되려고 한다.

이를 근거로 하이퍼볼트의 기계적 자극으로 세포에 자극과 반응을 일으키게 되고 대사활동이 증가하여 구조 및 면역체계를 회복시키는 데 도움이 될 수 있다.

하이퍼 아이스(Hyperice)

하이퍼볼트 테크닉의 장점

- 단순함, 휴대성, 경제성, 반영구적이자 손에 가해지는 스트레스를 감소시킨다.
- 발전된 컨디셔닝 테크닉으로 프로토콜을 제공한다.
- 교차섬유 마사지나 다른 매뉴얼 요법과 비교했을 때 시간 소요가 적다.
- 연속된 매뉴얼 요법에 의한 피로도가 적다.
- 효과를 내는데 시간과 장소의 제한이 적다.
- 운동선수, 프로팀, 일반인, 병원, 재활에서 많이 활용되고 있다.

— 효과가 뛰어나고, 빠른 결과가 나오며 그 효과가 오래 지속되고 빠르게 연습이나 시합에 복귀할 수 있어 만족도가 뛰어나다.

— 평가를 통해 근육의 긴장도와 문제를 파악하여 하이퍼볼트를 활용해 자극하면 단기적으로 수용기 자극을 통해 근막 이완을 유도하고, 장기적으로 목표 근육 조직의 문제 회복을 통해 원상 복귀가 되는 것을 목표로 한다.

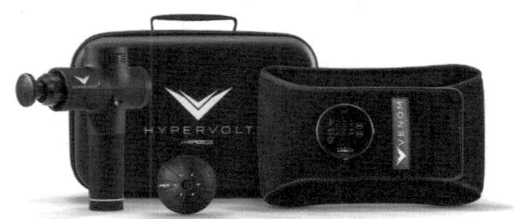

하이퍼 아이스(Hyperice)

부작용 및 주의사항

- 통증, 약간의 불편함이 있을 때 헤드나 압력, 또는 둘 다, 혹은 방향으로 바꿔서 불편함이나 통증이나 경직을 개선해 준다.
- 심한 경우 멍이 크게 들 수 있으니 아이스, 스트레칭 등을 반드시 권유한다.

● CONTRAINDICATION (금기사항)

● Open wounds 개방성 상처	● Cancer 암
● unhealed suture sites 치유되지 않은 봉합 부위	● Burns 화상
● sutures 봉합부위	● Kidney dysfuncion 신장 기능 부전
● Thrombophlebitis 혈전정맥염	● Pregnancy 임신
● Uncontrolled hypertension 고혈압 (조절안되는)	● Rheumatoid arthritis 류마티스 관절염
● Infection in inflammatory condition 감염/염증 상태	● Acute inflammation 급성 염증
● Contagious or Infection skin conditions 전염성 있는 피부 상태	● Varicose veins 하지정맥류
● Hematoma 혈종	● Osteoporosis 골다공증
● myositis ossificans 골화성근염	● Lymphedema 림프수종
● Ostemyelitis 골수염	● Polyneuropathies 신경병증
● Unstable fratures 불완전한 골절	● Chronic Regional Pain Syndrome (CRPS) 복합부위통증 증후군
	● Unhealed, closed, non-complicated fractures (soft tissue component)
	● Medications - anticoagulants, steroids, hormone replacements, NSAID

하이퍼 아이스(Hyperice)

하이퍼볼트 테크닉 지침

- 연부조직 촉진, 검사, 가벼운 압력으로 반응을 확인한다.
- 적용하는 방향을 주시한다.
- 근골격과 운동사슬(Kinetic Chain)을 마음속으로 그려가며 실시한다.
- 하이퍼볼트를 통한 기능 회복, 이상이 있는 연부조직 문제를 개선한다.
- 하이퍼볼트 테크닉과 스트레칭, 재활운동을 통해 기능 회복 및 증진한다.
- 양쪽(Bilateral) 비교 후 테크닉 적용한다.
- 뭉치거나 저항이 많이 느껴지는 부분은 여러 방향으로 테크닉을 적용한다.
- 반대 손을 이용하여 살짝 밀어주어 긴장을 줄여주고 실시해야 효율적이다.
- 빈도-주당 2~3회 정도가 일반적, 증상에 따라 +/- 조절이 가능(30-60초)하다.
- 정지된 압박이 아닌, 부드럽게 스트로크(허혈성 압박이 아니다) 한다.
- 문제가 있는 부분에 짧고 반복된 스트로크(5~10 cm 미만의 움직임)를 한다.
- 방향 – 한쪽 방향으로 스트로크 (어떤 방향에서의 스트로크든 상관없음) 한다.
- 속도 – 천천히 전체적인 힘을 가지고 스트로크 한다.
- 통증이 없는 1에서 ~ 참을 수 없는 통증의 10으로 단계화했을 때 2~3의 통증 수준으로 적용 하는 것이 좋다.
- 대상자의 동통(tenderness)이 너무 심해 힘을 주면 효과가 없다.
- 찰과상과 멍을 주의해야 한다.

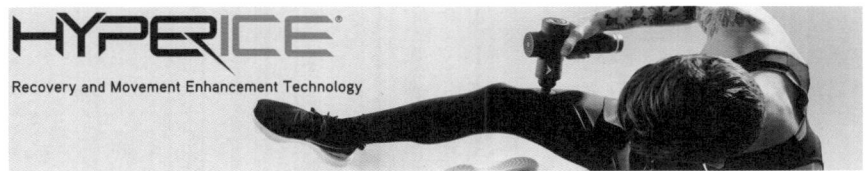

하이퍼 아이스(Hyperice)

하이퍼볼트 테크닉 적용 방법

하이퍼볼트의 효과를 극대화 해주는 최적의 순서와 방법
1. 준비하기 (운동, 온습포 등)
2. 국소화된 부위 30초~1분간 테크닉 적용 (넓은 부위 3~5분 적용)
3. 동일한 부위는 최소 2~3일 간격으로 적용
4. 적용 부위 20~30초간 스트레칭 적용
5. 홍조 및 점성 출혈이 심한 경우 얼음찜질로 염증 반응을 가라앉힌다.
6. 진동건 적용 후 테이핑을 이용하여 지속력을 높인다.

※ 테크닉은 횟수가 아니라, 평가와 상태에 따라 적용
(무리해서 홍조가 심하게 생기거나 멍이 들어서는 안 된다.)

■ 테크닉 적용 자세

근육(Muscle) / 근막(Fascia)에 적용시
■ 짧게(Slack) → ■ 중립(neutral) → ■ 스트레칭(Stretched) → ■ 움직임(Motion)
목표 근육을 짧게 만들어야 근육의 긴장도가 낮아지게 되고, 진동건을 적용할 때 통증 또한 감소하게 된다. 그렇기 때문에 위와 같은 순서로 먼저 짧게 한 상태에서 먼저 10~30초 적도 적용 후 중립 위치에서 적용하고, 스트레칭 시킨 상태에서 하며, 최종적으로는 움직임을 함께 하면서 적용하는 것이 가장 효과적인 방법이다.

인대(Ligaments)에 적용시
■ 중간 정도 늘린 자세(Mild Stretched Position)
팔꿈치 또는 무릎 관절의 경우에는 관절 가동범위의 중간정도 즉 절반정도 접은 상태에서 적용해야만 심부에 있는 인대에 까지 진동건을 효과적으로 적용 할 수 있다.

건(Tendons)에 적용시
■ 아킬레스 건과 같은 건 부위들에 적용 시 섬유증 감소 및 콜라겐 침착 및 정렬을 촉진 시킬 수 있으며, 적용 방법은 인대와 같다.

건초(Tendon sheaths)에 적용시
■ 건초에 적용시 건초의 움직임을 복원해 주는데 도움이 된다.

하이퍼 아이스(Hyperice)

하이퍼볼트 테크닉 Tip

자세 이완 기법 (Positional Release Therapy)을 활용하자 !!!

PRT는 스트레칭 카운터스트레인(Strain Counterstrain Technique)을 기반으로 한다.
신체 기능부전을 유발하는 과 활성된 근육을 정상 톤(tone)으로 회복시키기 위한 테크닉인데 이러한 테크닉을 하이퍼볼트 적용시 함께 활용하면 더욱 효과적으로 적용할 수 있다.

긴장(Tightness)되거나 짧아지기(Shortness) 쉬운 근육들
- 비복근(GCM), 가자미근(Soleus), 고관절 굴곡근(Hip flexor), 대퇴직근(rectus femoris), 장요근(illiopsos), 대퇴근막장근(TFL), 햄스트링(Hamstring), 척주기립근(Elector spinae), 요방형근(QL), 이상근(Piriformis), 상부승모근(Upper trapezius), 견갑거근(levator scapulae), 흉근(Pectoralis), 흉쇄유돌근(SCM), 짧은 심부 경추 신전근(Short deep cervical extensors), 상지 굴곡근(Upper extremity flexors) 등

자세
- 과 활성화된 근육의 기시와 정지를 가깝게 위치시킨다. (slacked position)

원리
- 뇌로 가는 구심성 자극의 양이 줄어들어 근방추의 활성이 억제되고, 그에 따라 동일한 근육으로 가는 원심성 자극도 줄어들며 결국 근육이 이완되는 원리이다.

방법
- 통증 역치 이하로 과 활성화된 부분에 압력을 가한다 (60s - 1min 30s)
- 근방추의 활성이 되지 않도록 천천히 부드럽게 중립상태로 돌아온다. 이때 피검자가 힘을 쓰지 않도록 수동적으로 돌아오게 한다.
- 통합적인 치료가 될 수 있도록 그 부위에 알맞은 스트레칭을 적용한다.

하이퍼 아이스(Hyperice)

하이퍼볼트의 효과

- 콜라겐 생성의 밸런스를 유지시킨다
- 반흔조직(Scar Tissue)의 재정렬을 도와준다.
- 관절가동범위(ROM)의 증가, 통증 감소, 혈압, 혈당을 감소 시킨다.
- 결합 조직의 퀄리티를 상승 시킨다.
- 머슬체인의 기능을 향상 시킨다.
- 릴랙스의 상승 및 근육 톤을 하락 시킨다.
- 움직임의 질을 상승 시킨다.
- 시행 후 수분 섭취 필수 (대사증가, 순환증가)
- 테크닉 적용 후 즉각적으로 신뢰할 만한 반응이 나타난다.
- 표층 근막에서 심층 근막으로 확대적용 한다.
- 테크닉 적용 후 스트레칭 및 근력운동 실시하여 새로운 움직임 패턴에 적응 시킨다.

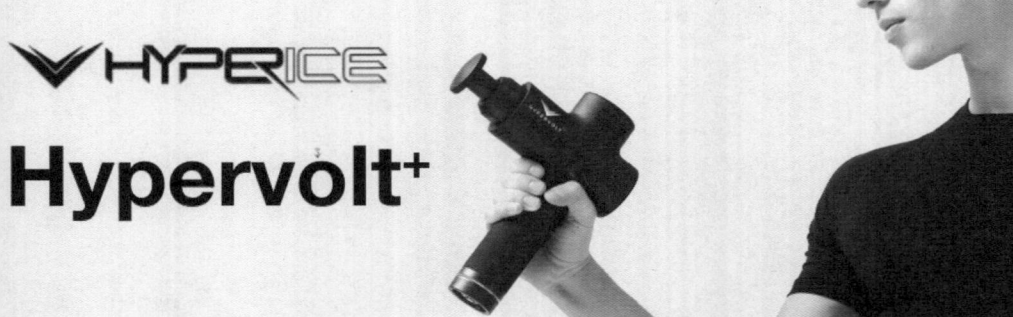

3장. 하이퍼볼트의 실제적 적용법

- 하이퍼볼트의 기본 적용법
- 문제 근육을 찾는 방법
- 테크닉의 적용 원리
- 림프 관리의 중요성
- 신체 부위별 테크닉 적용 방법
- 하이퍼볼트 적용 방법 II

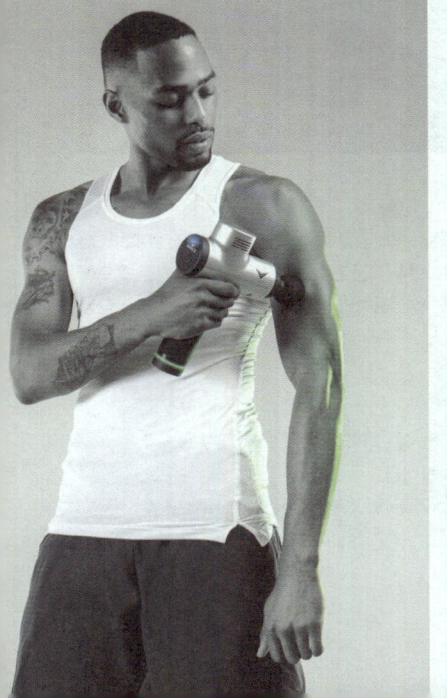
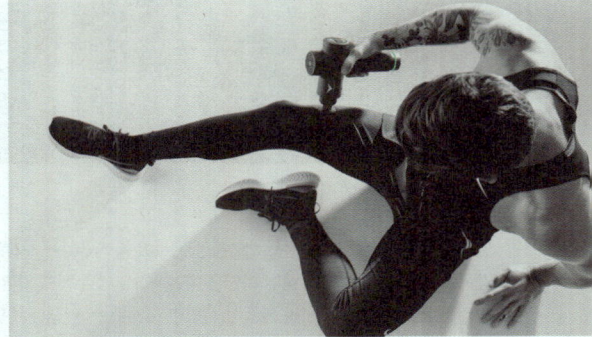
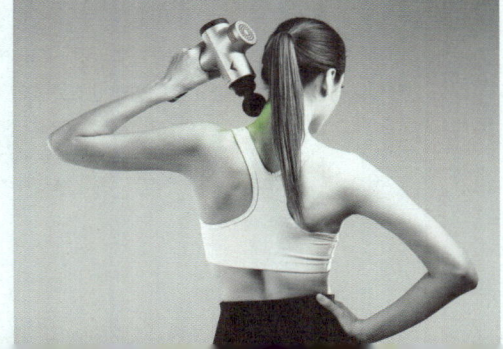

하이퍼볼트의 실제적 적용법

하이퍼볼트의 기본 적용법

목과 등(Neck and Back)

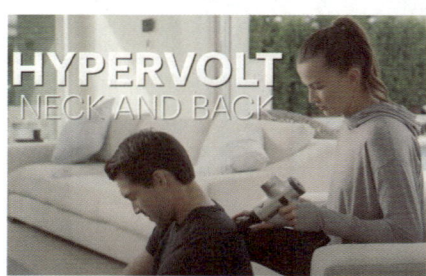
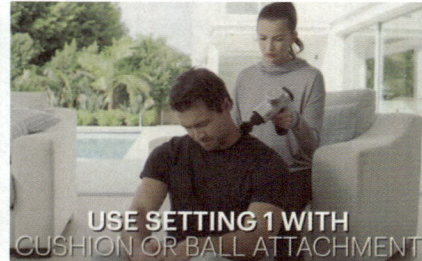
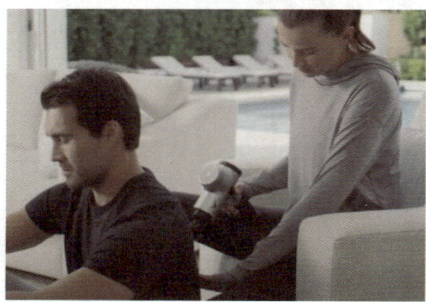
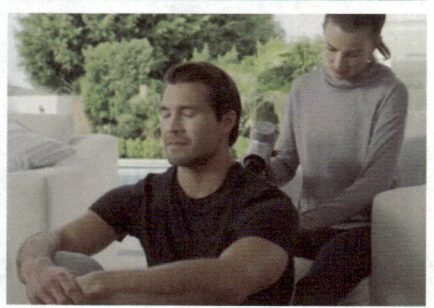

하이퍼볼트 적용법 (목과 등)

고개를 숙인 상태에서 쿠션형 헤드를 활용하여 등상부에서 시작해서 목라인을 따라서 3~10회 정도 왕복하면서 적용하고, 목에서 승모근 상부 라인을 따라서 3~10회 정도 왕복하면서 적용 한다. 근육의 경직도나 통증 정도에 따라 반복 횟수를 조절하며 통증이 심하면 고개를 든 상태에서 먼저 적용하면 통증이 감소 한다. 이외에도 다양한 방법이 있기 때문에 하단 링크를 참고하여 응용해 보기 바란다.

적용법을 영상으로 공부하실 분은 아래 링크를 참고 하시면 다양한 영상을 보실 수 있고, 어플을 활용해 보시기 바랍니다.
https://www.youtube.com/user/HyperIceVideo/featured

하이퍼볼트의 실제적 적용법

전완 (Forearms)

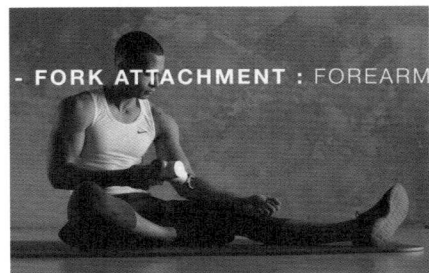 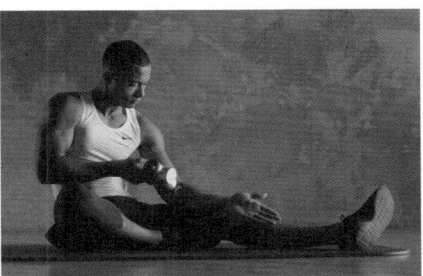

하이퍼볼트 적용법 (전완)

전완에 U자형 헤드를 활용하여 주먹을 쥔 상태에서 시작해서 전완의 라인을 따라서 손을 피면서 내려간다. 전완의 라인을 따라서 3~10회 정도 왕복하면서 적용 한다. 근육의 경직도나 통증 정도에 따라 반복 횟수를 조절하며 통증이 심하면 팔꿈치를 구부리고 손목을 몸쪽으로 주먹을 살짝 말아 쥐면서 구부리면 더 효과적이다.

승모근(Trapezius)

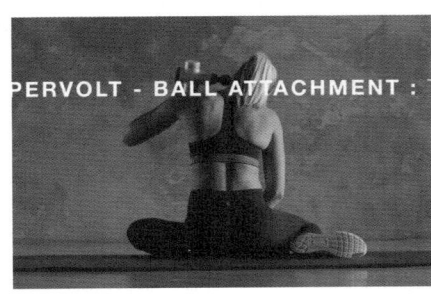 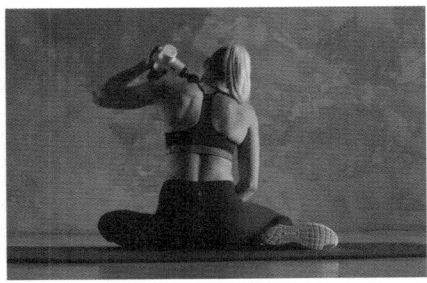

하이퍼볼트 적용법 (승모근)

승모근에 O자형 헤드를 활용하여 목에서 어깨 라인을 따라서 내려간다. 목의 측면 라인을 따라서 3~10회 정도 왕복하면서 적용 한다. 근육의 경직도나 통증 정도에 따라 반복 횟수를 조절하며 통증이 심하면 목을 적용하는 부위 쪽으로 기울이면 더 효과적이다.

하이퍼볼트의 실제적 적용법

흉근 (Chest)

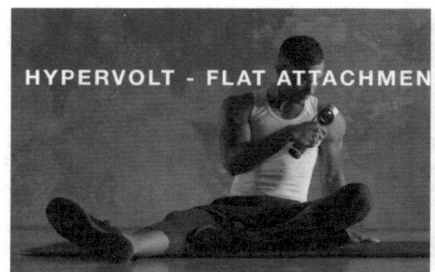 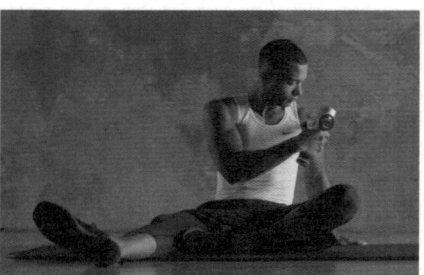

하이퍼볼트 적용법 (흉근)
흉근에 O자형 헤드를 활용하여 흉근의 안쪽에서 시작해서 바깥쪽으로 원을 그리면서 적용 한다. 흉근의 모양에 따라서 3~10회 정도 원을 그리면서 적용 한다. 근육의 경직도나 통증 정도에 따라 반복 횟수를 조절하며 통증이 심하면 팔을 몸쪽으로 당겨 어깨를 구부리면 더 효과적이다.

발 (Feet)

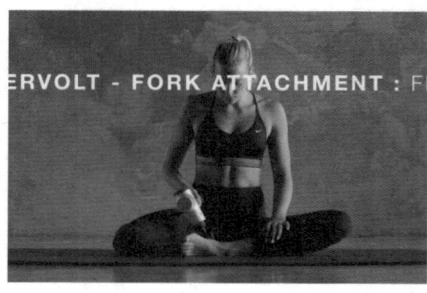 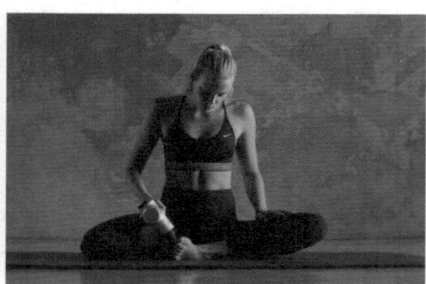

하이퍼볼트 적용법 (발)
발에 U자형 헤드를 활용하여 발 뒤꿈치에서 발가락 쪽으로 발바닥을 지나서 내려간다. 발바닥 전체를 3~10회 정도 왕복하면서 적용 한다. 근육의 경직도나 통증 정도에 따라 반복 횟수를 조절하며 통증이 심하면 발등을 잡아서 발가락을 구부려 적용 하면 더 효과적이다.

하이퍼볼트의 실제적 적용법

허벅지 (Quads)

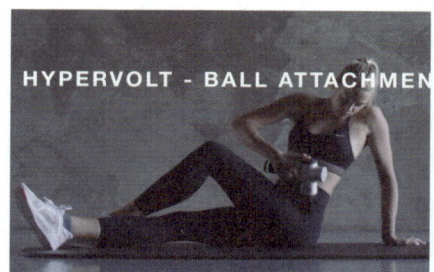 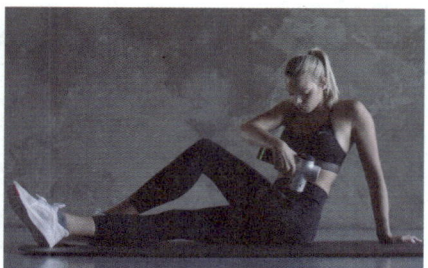

하이퍼볼트 적용법 (허벅지))

허벅지에 O자형 헤드를 활용하여 다리의 무릎을 구부린 상태에서 골반의 앞쪽에서 시작해서 허벅지 라인을 따라서 내려간다. 허벅지 전체를 따라서 3~10회 정도 왕복하면서 적용 한다. 근육의 경직도나 통증 정도에 따라 반복 횟수를 조절하며 통증이 심하면 구부리고 있던 무릎을 펴고 힘을 최대한 빼고 적용하면 더 효과적이다.

종아리 (Calves)

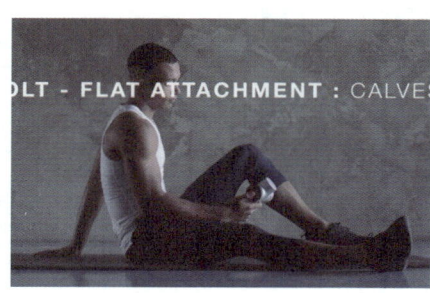 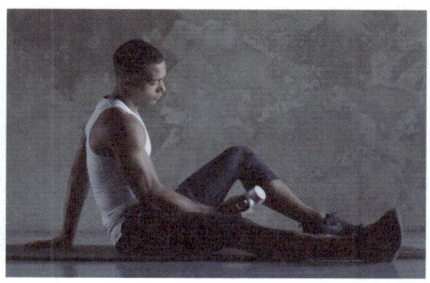

하이퍼볼트 적용법 (종아리)

종아리에 T자형 헤드를 활용하여 무릎 아래 종아리 위쪽에서 라인을 따라서 발목까지 내려간다. 종아리 측면 라인을 따라서 3~10회 정도 왕복하면서 적용 한다. 근육의 경직도나 통증 정도에 따라 반복 횟수를 조절하며 통증이 심하면 무릎을 구부리고 적용하는 부위 쪽으로 기울이면 더 효과적이다.

하이퍼볼트의 실제적 적용법

문제 근육을 찾는 방법

- 가장 큰 문제는 약한 근육을 찾아내는 방법이다!
- 관절가동범위 평가
  즉, ROM (Range Of Motion) 평가로 누구나 쉽게 약화된 근육을 찾을 수 있다.
- 기능해부학적인 문제가 발생하면 ROM의 제한과 근력 약화가 나타난다.

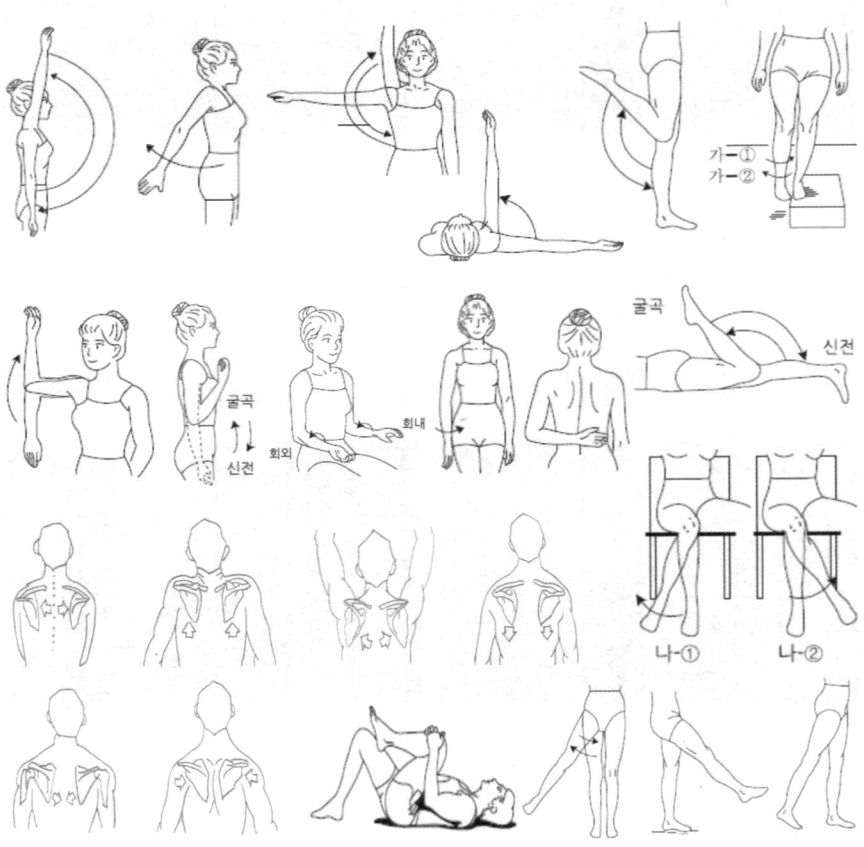

하이퍼볼트의 실제적 적용법

하이퍼볼트 컨디셔닝 테크닉의 원리

1. 각 개개의 부위는 하나의 전체적 근막으로 모두 연결된다.

복잡한 인체는 단순히 개별 근육이나 관절로 구성되거나 문제가 생기는 것이 아니라 연결되어 있기 때문에 전체적인 문제를 관찰하고 문제를 해결하는 것이 필요하다. 그렇기 때문에 한 부위를 오랫동안 적용하기 보다 연결되어 있는 근막 경선 라인별로 적용해주는 것이 더 효과적이다.

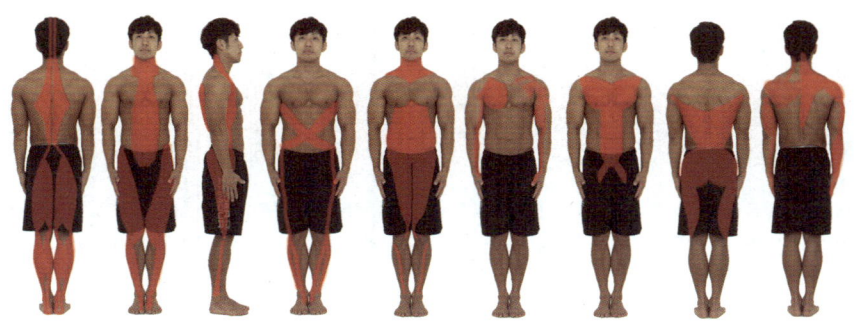

2. 근육 조직의 기능은 수축이므로 유착된다면 더 이상의 기능을 할 수 없다.

근육은 스스로를 보호 차원에서 단축되어 근 수축을 더 이상 할 수 없고 신장에도 저항하며, 능동적, 수동적으로도 짧아 질 수 있다. 그렇기 때문에 지속적인 단축과 병적인 단축으로 나누어 살펴 봐야만 한다.

3. 약한 근육을 강화해 줘야 한다.

인체 근육은 약한 근육의 문제를 보상하기 위해 잘못된 패턴의 문제가 발생하기 때문에 약한 근육의 문제를 해결하는 것이 필요하다. MPS1 적용 이후 스트레칭과 근력 운동을 통해 강화를 해주어야 좋은 컨디션을 유지하는 시간을 증가 시킬 수 있다.

4. 약한 근육을 찾는 방법은 무엇이 있을까?

자세평가 및 동작평가를 기반으로 관절가동범위 검사법(ROM)을 활용하거나, 근력 검사를 기반으로 찾을 수 있다.

5. 근육의 통증 양상을 숙지하고 이를 바탕으로 주변과 전체적인 컨디셔닝을 해줘야 한다.

하이퍼볼트의 실제적 적용법

림프 관리의 중요성

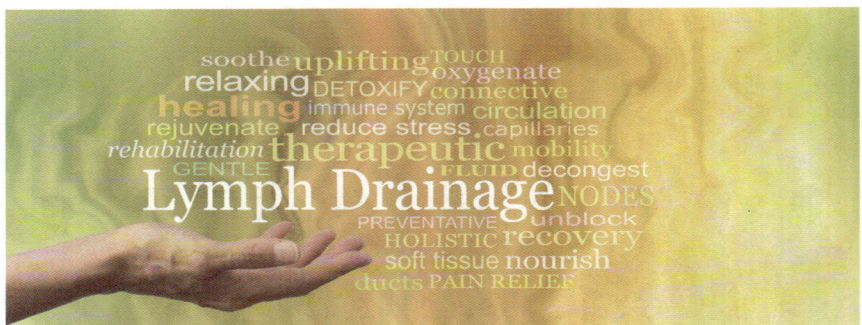

림프절은 포유류가 가지고 있는 면역 기관 중 하나로, 림프계를 구성하는 기관이기도 하다. 림프절은 전신에서 조직액을 회수하여 정맥으로 돌려보내는 림프관 도중에 위치하여, 생체 내에 들어오거나 생체 내에서 발생한 여러 이물질, 즉 항원이 혈관에 들어가서 전신으로 순환되기 전에 확인, 면역 반응을 일으키는 거름망 역할을 한다. 연결된 여러 림프관에서 림프액을 받아들이며 일부 림프관을 통해 림프액을 바깥으로 내보낸다.

림프절의 분포

인간은 몸 전체에 걸쳐 약 500~600개 정도의 림프절을 가지고 있으며, 이러한 림프절은 주로 겨드랑이, 사타구니, 목, 가슴, 배에 모여 있다. 목 뒤쪽 부위에는 승모근 위쪽과 아래쪽에 주로 위치하며 이는 인두, 편도, 갑상선과 연결되어 있다. 목 앞쪽 부분에선 흉쇄유돌근의 앞쪽까지 뻗쳐 있다. 머리 부분에는 하악골 바로 아래에 위치하여 편도와 연결되어 있으며 이외에도 턱 부위, 입 부위에 많이 분포하고 있다.

또한, 쇄골 상부, 흉골 측면에도 주로 분포하고 있으며 악성 종양은 주로 이 부위에 가장 많이 전이된다. 팔 쪽에 분포한 림프절은 표면 부위와 안쪽 부위의 둘로 갈라져 분포하고 있다. 표면 부위에는 상완골 위쪽에 있는 것과 삼각근과 흉근 사이에 위치한 것이 있다. 안쪽으로 들어가면 주로 겨드랑이 내부에 있다. 사타구니 쪽도 마찬가지로 표면과 내부에 걸쳐 림프절이 있다. 표면은 사타구니 인대 쪽, 봉공근과 내전근 경계에 있다.

하이퍼볼트의 실제적 적용법

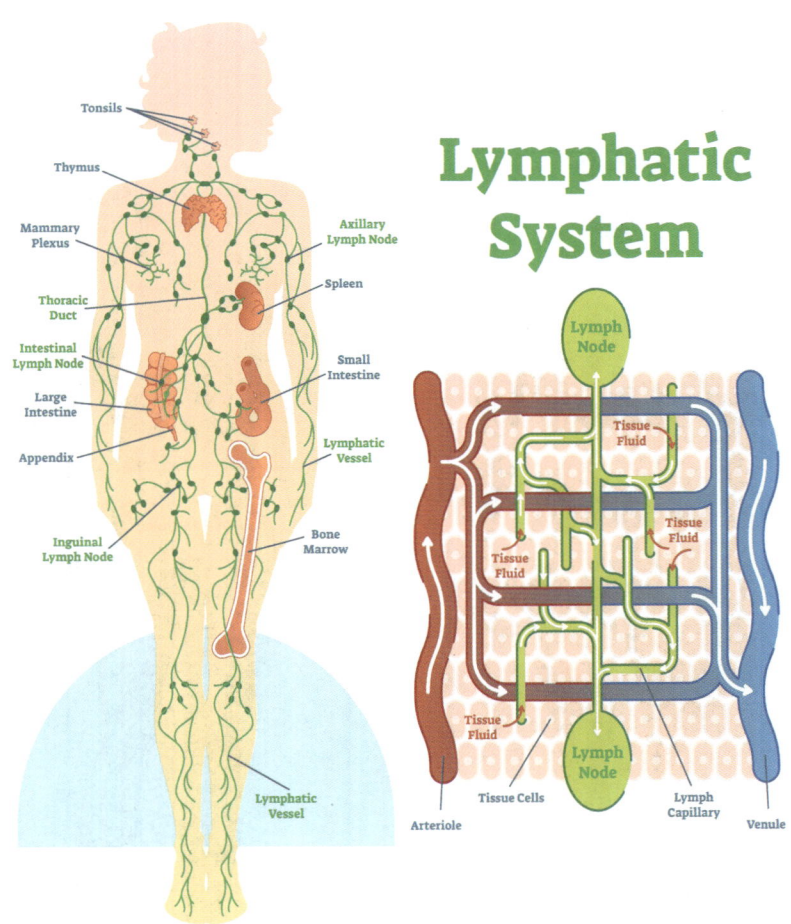

이처럼 림프의 역할은 통증유발점과 함께 우리 몸의 건강을 위해서 또한 근골격계질환 예방 및 통증 개선을 위해서는 림프에 대한 이해를 바탕으로 림프절이 많이 있는 부분까지 꼭 신경 써서 풀어주어야만 더욱 효과적이다.

하이퍼볼트의 실제적 적용법

림프 관리의 중요성

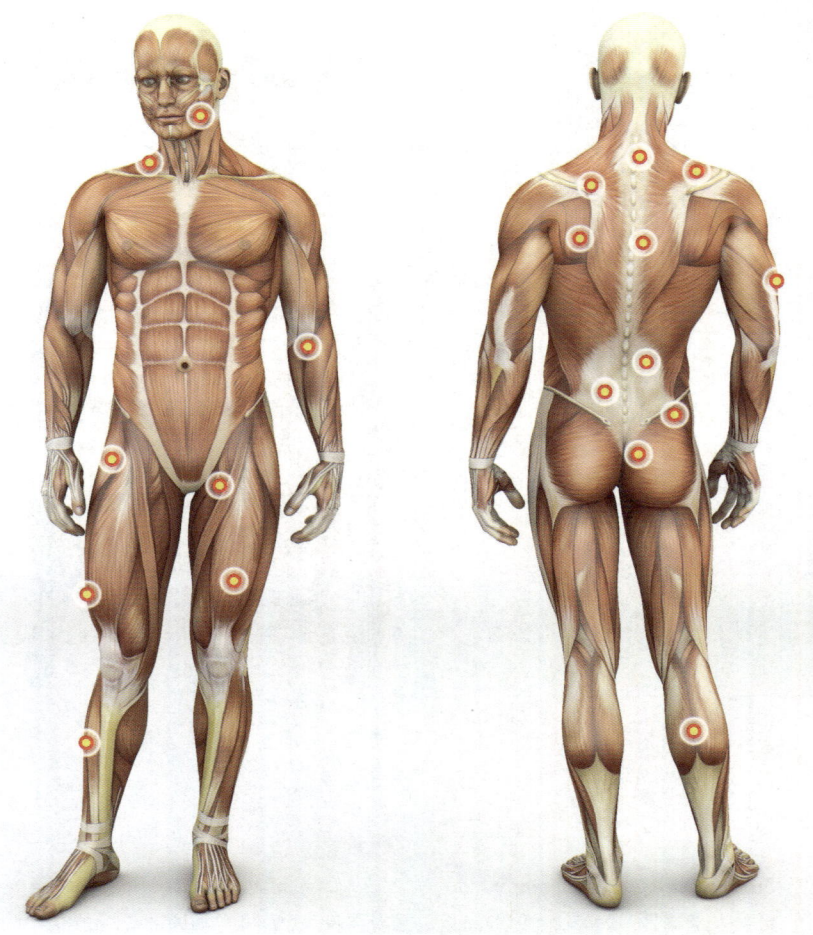

하이퍼볼트의 실제적 적용법

승모근(Trapezius)

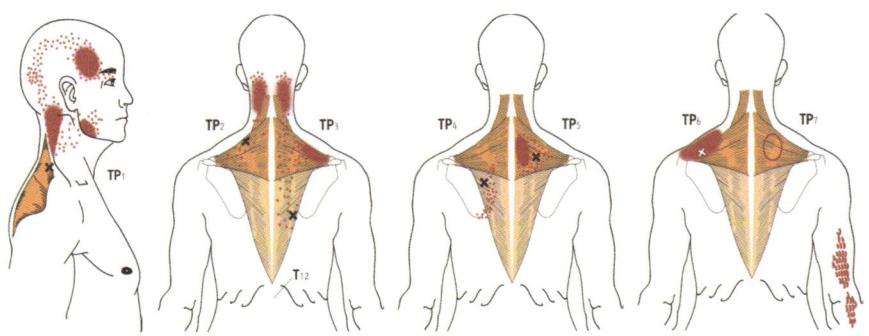

1. TP1 : 후경부 외측 부위 통증과 어지럼증이나 측두통과 연관된다.
2. TP2 : 뒤통수의 후두하 삼각부위 근육 통증이 나타난다.
3. TP3 : 견갑골 상부에 아리는 듯한 통증(체한 것처럼 답답한 느낌)이 나타난다.
4. TP4 : 지속적인 견갑골 내측연에 쑤시는 통증을 유발한다.
5. TP5 : 경추 7번 과 흉추 1번 부위의 통증과 거북목 증후군과 연관된다.
6. TP6 : 견봉과 쇄골의 관절 부위에 통증이 나타난다.

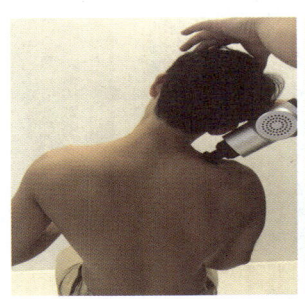 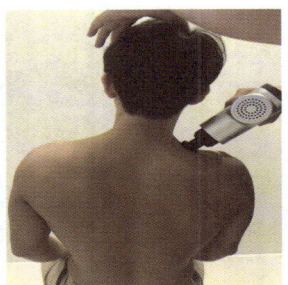 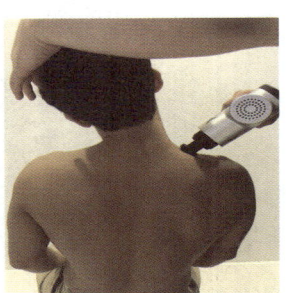

하이퍼볼트 적용법 (승모근)

고개를 적용하고자 하는 반대쪽으로 기울인 후 촉진해 보고, 문제가 있을 시 적용하고자 하는 방향 쪽으로 기울이게 한 후 10~30초 정도 적용하며, 두 번째 단계는 중립위치에서 실시하고, 세 번째 단계는 스트레칭 된 자세에서 실시하며, 마지막 단계는 천천히 움직임을 반복하여 적용하는 것이 효과적이다.

하이퍼볼트의 실제적 적용법

견갑거근(Levator scapulae)

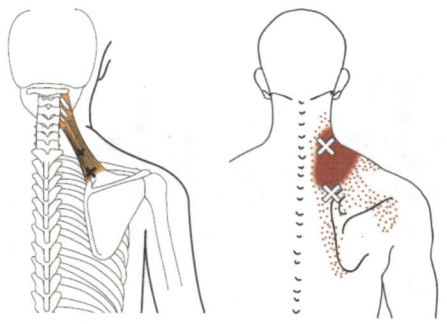

1. 승모근 상부와 견갑골 내측연을 따라 퍼지는 통증을 겪는다.
2. 어깨와 목이 만나는 부위에 통증을 유발한다.
3. 견갑거근 문제시 목의 회전 제한을 일으키는 근육이다.
4. 만성적으로 어깨를 거상시켜 목이 짧아 보이게 하며 짜증을 유발한다.

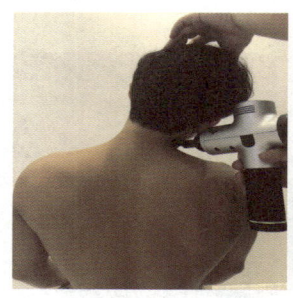 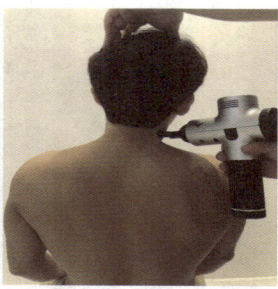 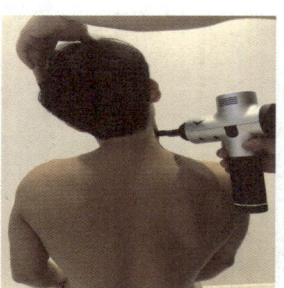

하이퍼볼트 적용법 (견갑거근)
고개를 적용하고자 하는 반대쪽으로 기울인 후 촉진해 보고, 문제가 있을 시 적용하고자 하는 방향 쪽으로 기울이게 한 후 U자형 헤드의 한쪽을 활용하여 기시에서 정지 쪽으로 10~30초 정도 적용하며. 두 번째 단계는 중립 위치에서 실시하고, 세 번째 단계는 스트레칭 된 자세에서 실시하며, 마지막 단계는 고개를 기울인 후 어깨를 으쓱 올렸다 내리며 천천히 움직임을 반복하여 적용하는 것이 효과적이다.

하이퍼볼트의 실제적 적용법

두, 경판상근 (Splenius Capitis & Cervicis)

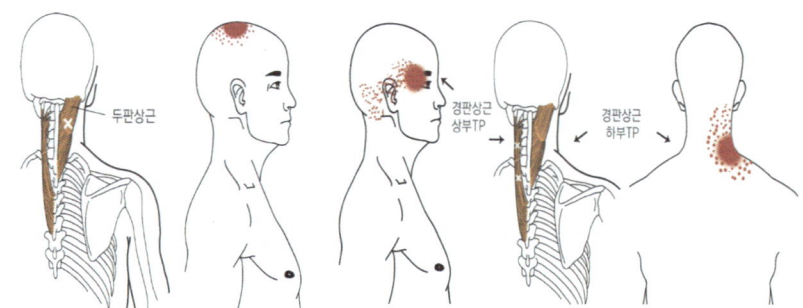

1. 두판상근 : 뒤통수와 정수리 통증과 연관 된다.
2. 경판상근
   1) 상부 TP : 눈 주변 안쪽으로 통증이 방사되고, 시야 흐림이 나타난다.
   2) 하부 TP : 목과 어깨의 굴곡시 통증을 방사한다. (자동차 사고시 TP 발생)

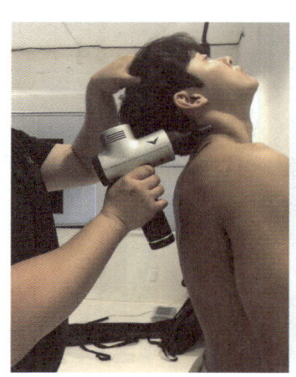 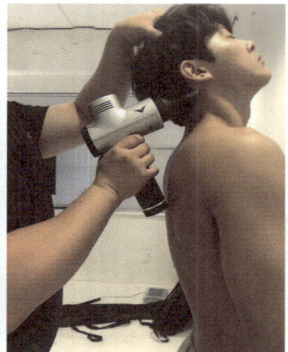 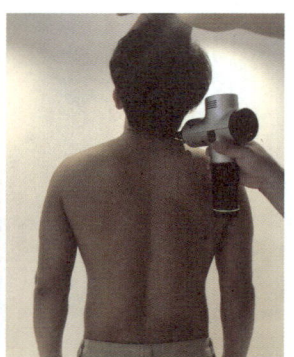

하이퍼볼트 적용법 (두, 경판상근)

고개를 숙이고 목 뒷부분을 촉진해 보고, 문제가 있을 시 고개를 뒤로 기울이게 한 후 U자형 헤드의 한쪽을 활용하여 기시에서 정지 쪽으로 10~30초 정도 적용하며, 두 번째 단계는 중립위치에서 실시하고, 세 번째 단계는 스트레칭 된 자세에서 실시하며, 마지막 단계는 고개를 숙였다 뒤로 들어올리며 천천히 움직임을 반복하여 적용하는 것이 효과적이다. (* 뼈를 직접 타격하지 않도록 한다.)

하이퍼볼트의 실제적 적용법

흉쇄유돌근 (Sternocleidomastoid)

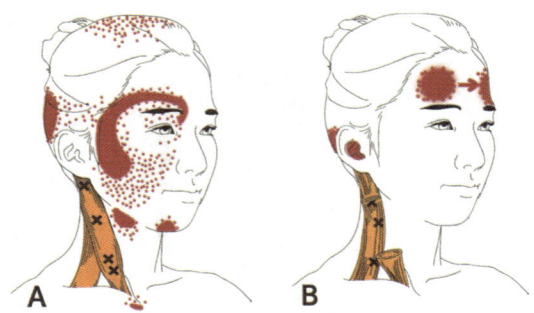

1. 흉골지 하부TP - 흉골의 복장뼈 상부 통증. 마른 기침과 연관된다.
2. 흉골지 중간TP - 같은쪽 뺨과 눈을 가로지르는 통증. 안와 주변 통증과 연관된다.
3. 흉골지 상부TP - 후두부와 정수리에 통증을 방사한다.
4. 쇄골지 TP - 전두통과 이통과 연관된다.
5. 자세와 연관된 현기증. 어지럼증을 호소한다 (거북목과 밀접하게 관련된 근육)

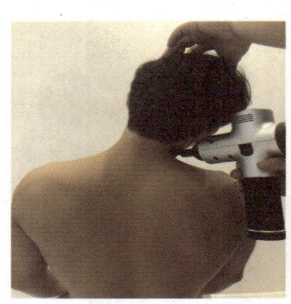 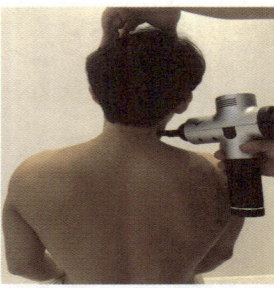 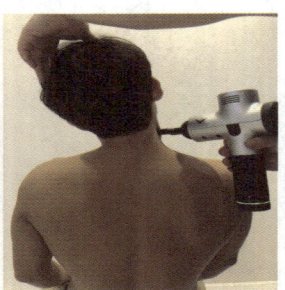

하이퍼볼트 적용법 (흉쇄유돌근)
고개를 왼쪽으로 돌리고 흉쇄유돌근을 촉진해 보고, 문제가 있을 시 적용 부위 쪽으로 돌린 후 U자형 또는 I자형 헤드의 한쪽을 활용하여 대각선 앞쪽으로 10~30초 정도 적용하며, 두 번째 단계는 중립위치에서 실시하고, 세 번째 단계는 고개를 좌/우로 돌리면서 천천히 움직임을 반복하여 적용하는 것이 효과적이다. (* 예민한 부위이므로 최대한 약한 강도로 적용한다.)

하이퍼볼트의 실제적 적용법

극상근 (Supraspinatus)

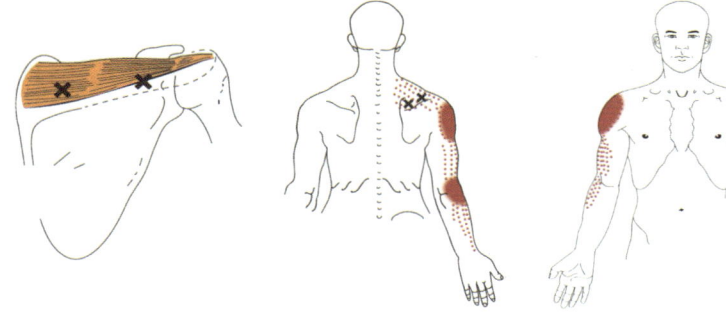

1. 어깨 측면의 삼각근 부위에 통증이 방사된다.
2. 어깨 외전시 강한 통증을 호소하며, 휴식 시 둔한 통증이 나타난다.
3. 어깨의 견관절을 움직일 때 소리가 나는 것과 연관된다.
4. 머리 빗기, 칫솔질, 면도 등을 할 때 어려움을 느낀다.

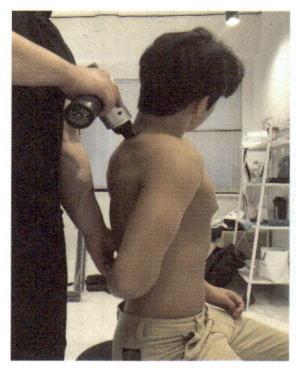
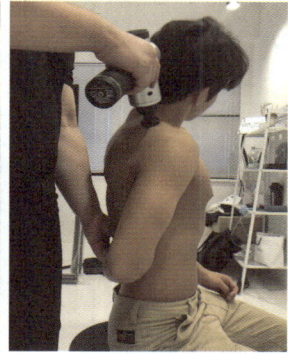
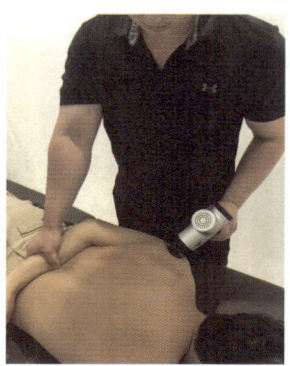

하이퍼볼트 적용법 (극상근)

한쪽 팔을 뒷짐을 지고 살짝 당겨준 상태에서 고개를 돌리고 촉진해 보고, 문제가 있을 시 적용 부위 쪽으로 기울인 후 T자형이나 쿠션형, O자형 헤드의 활용하여 안쪽에서부터 10~30초 정도 적용하며, 두 번째 단계는 고개를 중립위치에서 실시하고, 세 번째 단계는 고개를 좌/우로 기울이면서 천천히 움직임을 반복하여 적용하는 것이 효과적이다. (* 극상근은 손상이 있는 경우가 많아 약한 강도로 적용한다.)

하이퍼볼트의 실제적 적용법

극하근 (Infraspinatus)

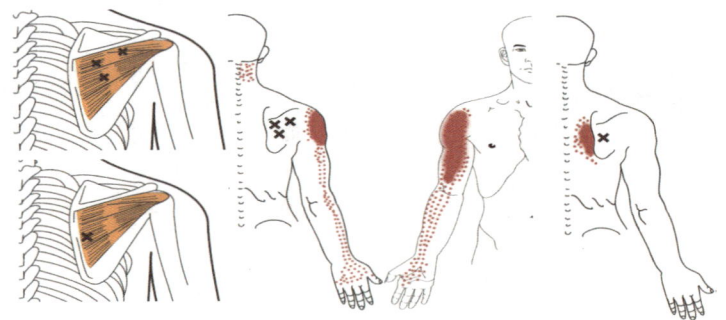

1. 어깨 전면 깊숙한 곳에서 격한 방사통으로 관절 속 깊숙한 곳에서 통증을 느낀다.
2. 통증은 상완과 전완 및 외측면, 손의 요골측으로 방사되는 통증과 연관된다.
3. 견갑골 후면부의 통증과 연관된다. ("브래지어를 채우기 힘들어 한다.")
4. 어깨 관리에 있어서 필수적인 근육이다.

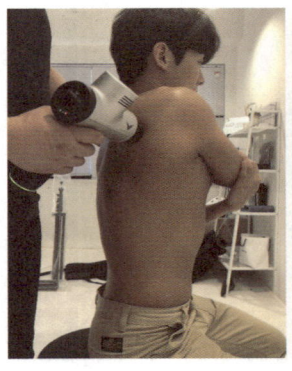 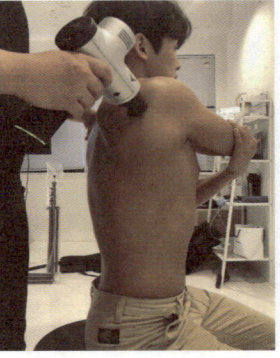 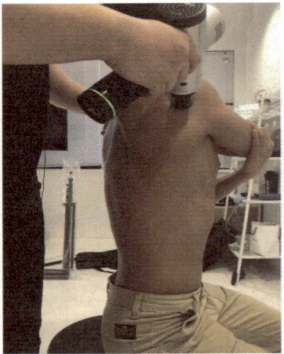

하이퍼볼트 적용법 (극하근)

한쪽 팔을 반대쪽 어깨를 잡고 팔꿈치를 살짝 당겨준 상태에서 고개를 돌리고 촉진해 보고, 문제가 있을 시 적용 부위 쪽으로 기울인 후 T자형이나 쿠션형, O자형 헤드를 활용하여 안쪽에서부터 10~30초 정도 적용하며, 두 번째 단계는 고개를 중립위치에서 실시하고, 세 번째 단계는 고개를 좌/우로 돌리면서 천천히 움직임을 반복하여 적용하는 것이 효과적이다. (* 극하근은 손상이 있는 경우가 많아 약한 강도로 적용한다.)

하이퍼볼트의 실제적 적용법

삼각근 (Deltoid)

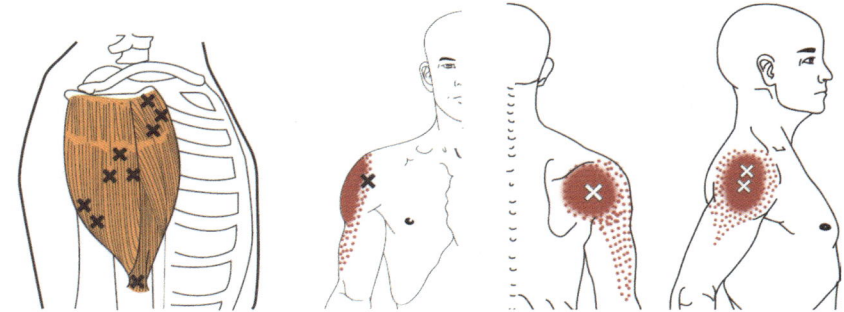

삼각근은 전면, 측면, 후면 부위 통증을 방사한다.
삼각근의 과사용으로 항상 과긴장과 통증이 발생한다.
삼각근의 만성적 긴장은 상완이두근에 긴장을 유발하며 라운드숄더에도 관련된다.

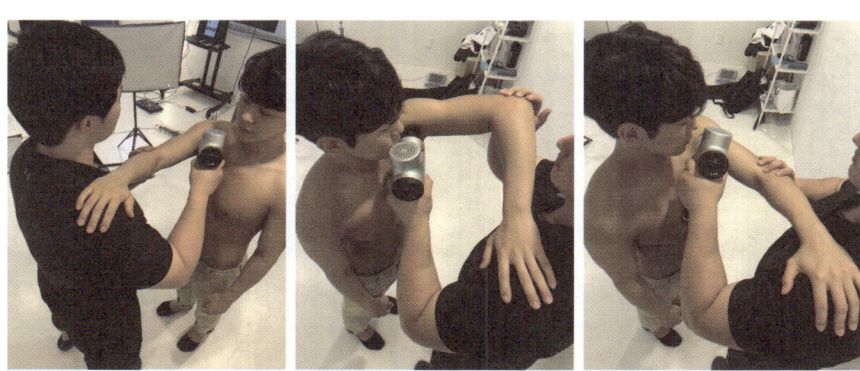

하이퍼볼트 적용법 (삼각근)
한쪽 팔을 들어 시술자의 반대편 어깨에 올린 상태에서 촉진해 보고, 문제가 있을 시 적용 부위의 팔을 팔꿈치를 들어 올린 후 T자형이나 쿠션형, O자형 헤드의 활용하여 전면삼각근부터 10~30초 정도 적용하며, 두 번째 단계는 측면 삼각근을 실시하고, 세 번째 단계는 후면 삼각근을 팔을 들어다 내리면서 천천히 움직임을 반복하여 적용하는 것이 효과적이다.

하이퍼볼트의 실제적 적용법

상완이두근 (Biceps brachii)

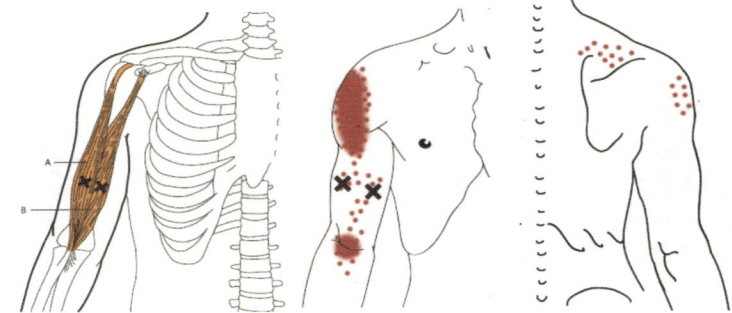

1. 팔꿈치와 어깨 부위의 통증을 방사한다.
2. 견갑골 상부와 어깨 측면에 통증을 방사한다.
3. 전주와에 통증이 발생하며, 내측 전완과 손에 방사한다.

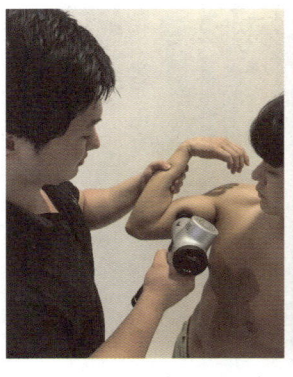 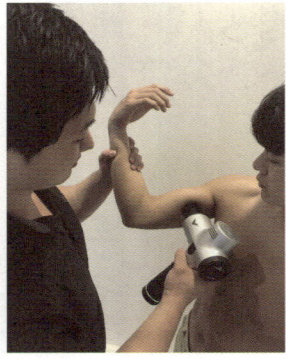 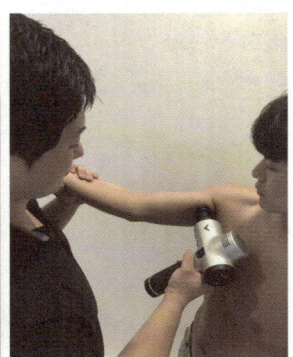

하이퍼볼트 적용법 (상완이두근)
한쪽 팔을 펴고 상완이두근을 촉진해 보고, 문제가 있을 시 팔을 접고 T자형이나 쿠션형, O자형 헤드의 활용하여 이두를 외회전 시키며 10~30초 정도 적용하며, 두 번째 단계는 팔의 각도를 펴면서 실시하고, 세 번째 단계는 천천히 움직임을 반복하여 적용하는 것이 효과적이다.

하이퍼볼트의 실제적 적용법

상완근 (Brachialis)

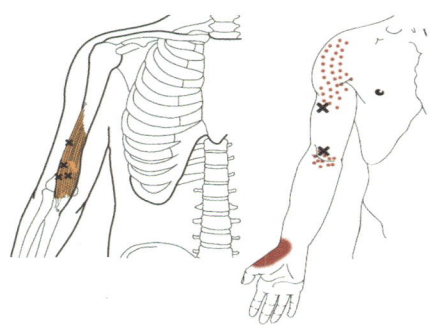

1. 엄지 손가락과 팔꿈치 전면부위로 통증이 방사된다.
2. 스마트폰 사용의 증가로 관련 연관통을 많이 호소한다.
3. "손자병" 이라고 하며, 아이를 오랫동안 안는 것이 문제를 유발시킨다.
4. 여성들이 핸드백을 전완에 걸고 다니는 것이 원인이 되기도 한다.

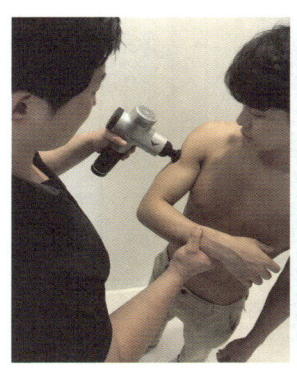 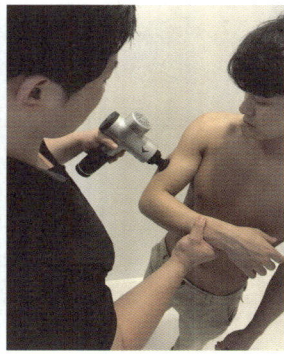 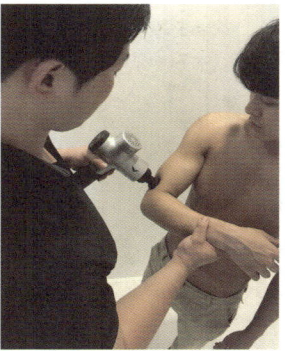

하이퍼볼트 적용법 (상완근)
한쪽 팔을 펴고 상완근을 촉진해 보고, 문제가 있을 시 팔을 내회전 시켜 T자형이나 쿠션형, O자형 헤드를 활용하여 10~30초 정도 적용하며, 두 번째 단계는 팔의 각도를 펴면서 실시하고, 세 번째 단계는 천천히 움직임을 반복하여 적용하는 것이 효과적이다.

하이퍼볼트의 실제적 적용법

상완요골근 (Brachioradialis)

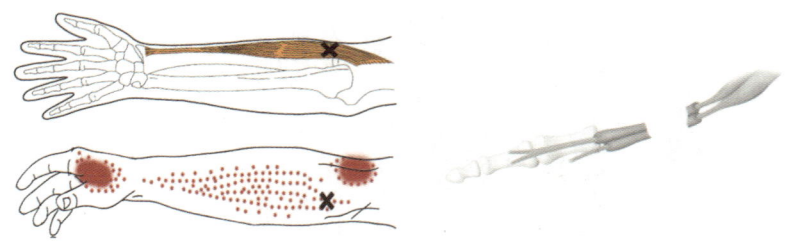

1. 엄지와 검지 사이에서 주로 통증이 방사된다.
2. 주로 외측상과 부위로 통증이 나타난다.
3. 손등 쪽으로 통증을 방사한다.
4. 손목부터 방사되어 팔꿈치 까지 연결되어 통증을 호소 한다.

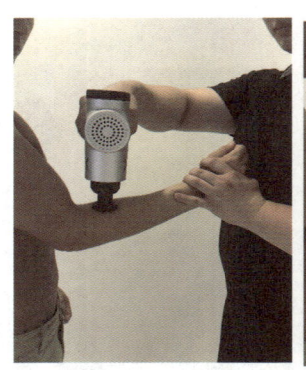 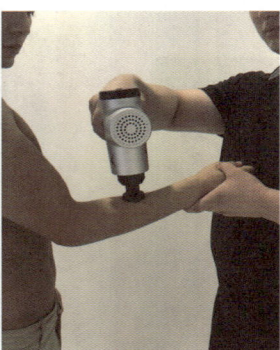 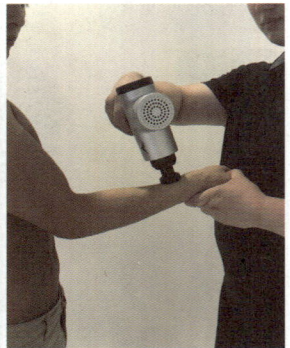

하이퍼볼트 적용법 (상완요골근)
한쪽 팔을 펴고 상완요골근을 촉진해 보고, 문제가 있을 시 팔꿈치를 구부리고 손목을 내회전 시킨 후 굴곡 시킨 후 몸쪽에서 T자형이나 쿠션형, O자형 헤드의 활용하여 10~30초 정도 적용하며, 두 번째 단계는 손목의 각도를 펴면서 실시하고, 세 번째 단계는 천천히 움직임을 반복하여 적용하는 것이 효과적이다.

하이퍼볼트의 실제적 적용법

원회내근 (Pronator Teres) & 방형회내근 (Pronator Quadratus)

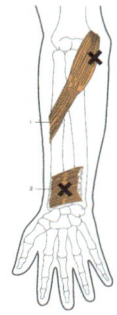
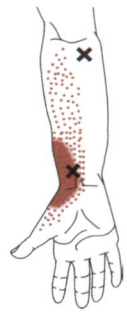
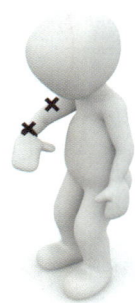

1. 손목과 전완의 내측 깊은쪽으로 통증을 방사한다.
2. 손목과 손바닥쪽 외측에 깊숙한 통증을 방사한다.
3. 팔짱을 끼는 습관은 회내근의 단축성 긴장을 유발 한다.

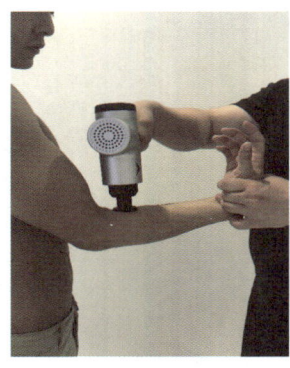
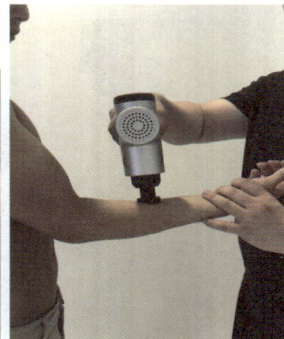
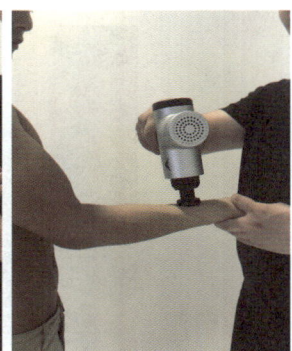

하이퍼볼트 적용법 (원회내근/방형회내근)
손목을 펴고 촉진해 보고, 문제가 있을 시 외회전 시켜 손바닥이 하늘을 보도록 한 상태에서 손목을 굴곡 시키고 T자형이나 쿠션형, O자형 헤드의 활용하여 10~30초 정도 적용하며, 두 번째 단계는 손목 각도를 펴면서 실시하고, 세 번째 단계는 천천히 움직임을 반복하여 적용하는 것이 효과적이다.

하이퍼볼트의 실제적 적용법

회외근 (Supinator)

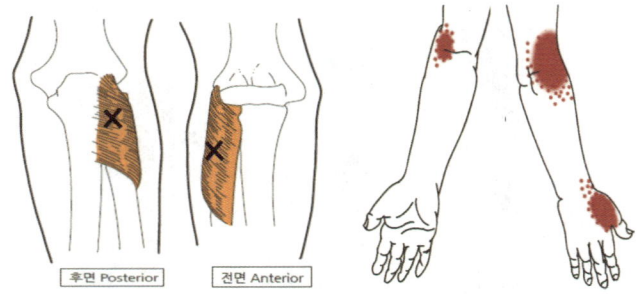

1. 팔꿈치 외측과 엄지손가락 통증의 원인 중 하나이다.
2. 팔꿈치를 편 채로 물건을 들 때 통증을 유발한다.
3. 손을 회외 시키는 동작을 할 때 통증이 관절 깊숙이 발생한다.
4. 빨래를 짜기, 걸레질을 하다가 통증을 느낀다.

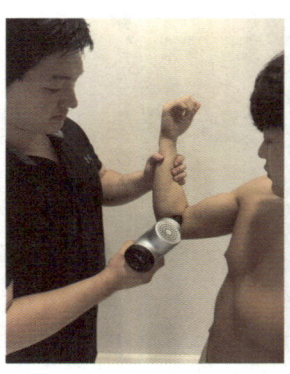 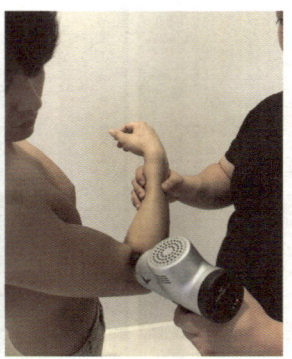

하이퍼볼트 적용법 (회외근) or 팔꿈치 통증
팔꿈치를 접고 촉진해 보고, 문제가 있을 시 팔꿈치를 접고 I자형 또는 O자형 헤드의 활용하여 10~30초 정도 적용하며, 두 번째 단계는 팔꿈치를 회전시키며 실시하고, 세 번째 단계는 천천히 움직임을 반복하여 적용하는 것이 효과적이다.

하이퍼볼트의 실제적 적용법

대흉근 (Pectoralis Major)

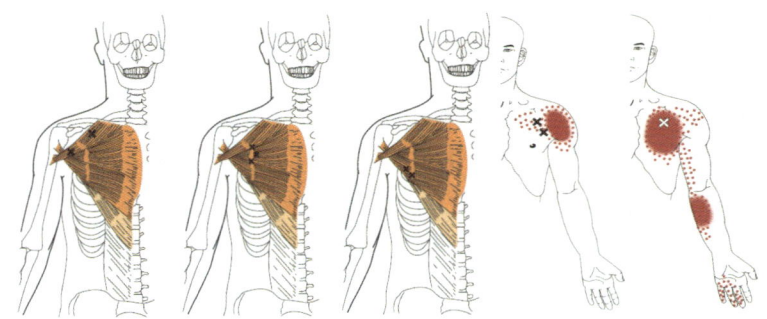

1. 쇄골지 : 삼각근 전면부위와 대흉근 쇄골지에 통증을 방사한다.
2. 흉골지 : 흉부 외측과 팔의 내측을 따라 손가락 까지 내려가는 통증과 연관된다.
3. 늑골지 : 유두가 과민성, 유방의 통증 동반하며, 답답한 압통을 호소한다.
4. 대흉근의 단축이 원인이 되어 승모근, 능형근의 만성적인 이완성 긴장을 유발시킨다.
5. 심근경색이나, 심장질환 관련 통증을 일으킬 수 있다.

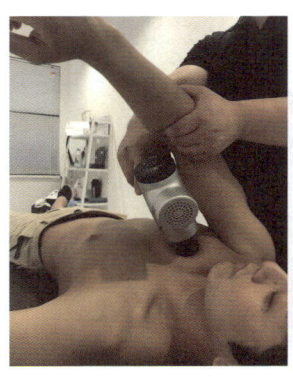 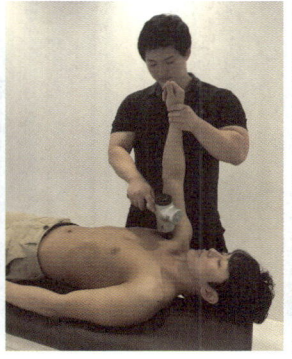 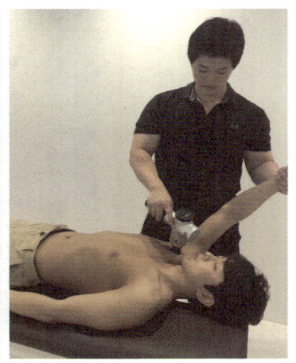

하이퍼볼트 적용법 (대흉근)

대흉근을 촉진해 보고, 문제가 있을 시 팔을 펴서 안쪽으로 당긴 이후 T자형이나 쿠션형, O자형 헤드의 활용하여 10~30초 정도 적용하며, 두 번째 단계는 팔을 잡아당겨 긴장도를 낮추며 실시하고, 세 번째 단계는 대각선 방향으로 스트레칭시키며 천천히 움직임을 반복하여 적용하는 것이 효과적이다.

하이퍼볼트의 실제적 적용법

복장근 (Sternal is Muscle)

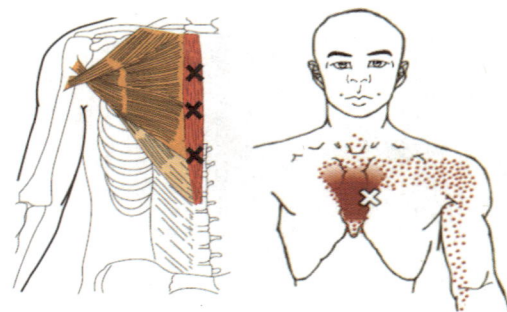

1. 가슴의 중앙 부위 흉골 좌/우 부위에서 어깨를 지나 팔꿈치 내측까지 통증이 방사된다.
2. 스트레스 근육 또는 화병의 원인 근육이라고 말하기도 한다.
3. 촉진시 압통이 심하며, 흉골근 과 대흉근 및 흉쇄유돌근 이 겹치는 부분이 통증이 발생한다.

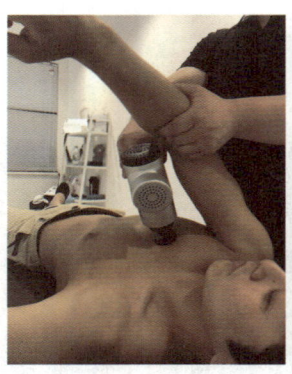
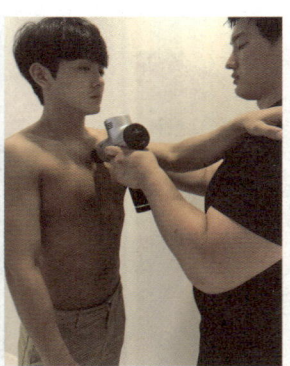

하이퍼볼트 적용법 (복장근)

흉골 주변의 복장근을 촉진해 보고, 문제가 있을 시 팔을 펴서 안쪽으로 당긴이후 T자형이나 쿠션형, O자형 헤드의 활용하여 10~30초 정도 적용하며, 두 번째 단계는 흉골을 따라 내려가며 실시하고, 세 번째 단계는 팔을 내리고 적용하는 것이 효과적이다.

하이퍼볼트의 실제적 적용법

소흉근 (Pectoralis Minor), 쇄골하근 (Subclavius)

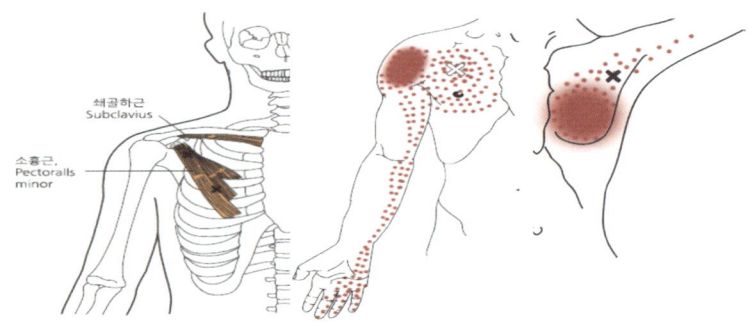

1. 삼각근 전면부위 안쪽에서 강한 통증을 방사한다.
2. 전면 삼각근과 오훼돌기를 촉진하면 통증을 호소한다.
3. TP 형성시 신경혈관압박(액와동맥 → 상완동맥 →요골동맥)증상이 나타난다.

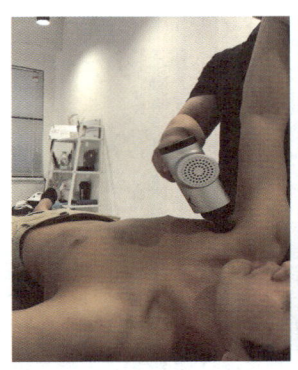 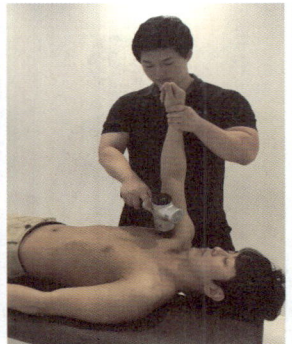 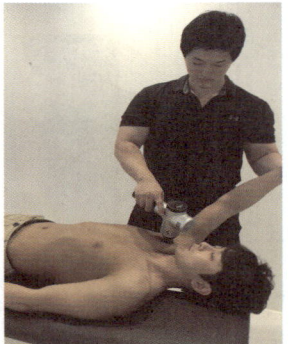

하이퍼볼트 적용법 (소흉근, 쇄골하근)
소흉근과 쇄골하근을 촉진해 보고, 문제가 있을 시 팔을 펴서 T자형이나 쿠션형, O자형 헤드의 활용하여 쇄골 아래 라인을 따라서 10~30초 정도 적용하며, 두 번째 단계는 팔을 잡아당겨 긴장도를 낮추며 대흉근 측면에서 실시하고, 세 번째 단계는 대각선 방향으로 스트레칭 시키며 천천히 움직임을 반복하여 적용하는 것이 효과적이다.

하이퍼볼트의 실제적 적용법

복직근 (Rectus Abdominis)

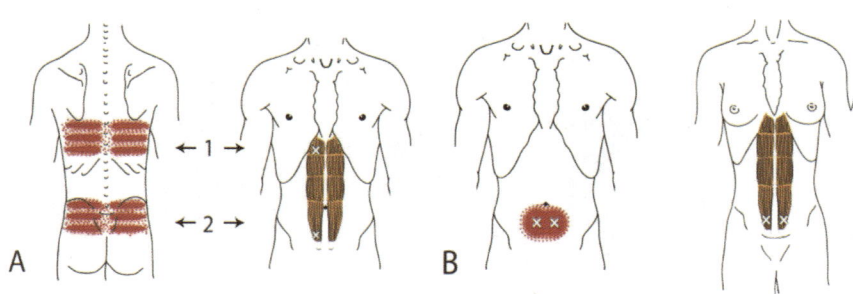

1. 상부 복직근 : 중배부에 수평으로 가로질러 후면부에서 통증을 방사하게 된다.
2. 중부 복직근 : 복부에 쥐가 나거나 자주 경련 또는 복통 같은 통증이 나타난다.
3. 하부 복직근 : 천장관절과 상부에 양쪽으로 허리를 가로지르는 통증을 호소한다.
4. 생리통 : 하부 복직근의 TP형성시 더욱 심하게 호소한다.

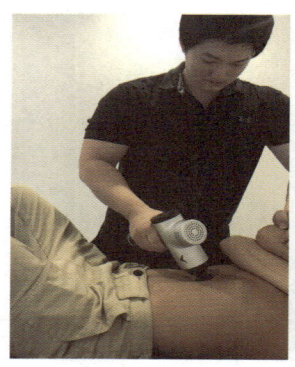 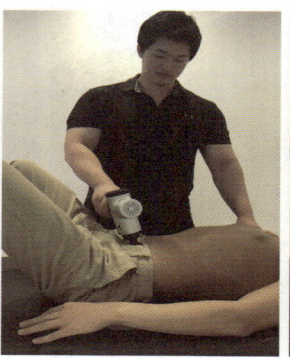 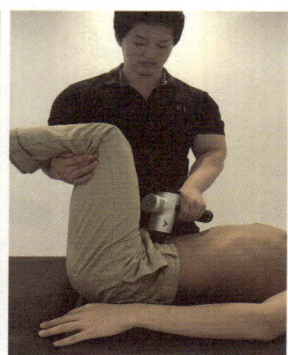

하이퍼볼트 적용법 (복직근)
복부를 촉진해 보고, 문제가 있을 시 다리를 접고, 팔을 교차시킨 후 아래로 눌러서 복직근에 긴장도를 떨어트리고, T자형이나 쿠션형, O자형 헤드헤드의 활용하여 위에서부터 아래로 10~30초 정도 적용하며, 두 번째 단계는 팔을 피고 실시하고, 세 번째 단계는 다리를 접어 들고 천천히 움직임을 반복하여 적용하는 것이 효과적이다.

하이퍼볼트의 실제적 적용법

장요근 (iliopsoas)

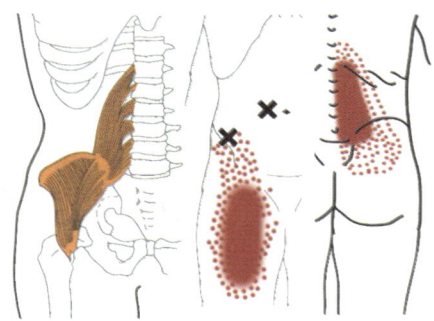

1. 척추의 요추를 따라서 대퇴 전면부로 내려오는 통증이 발생한다.
2. 둔부 상부와 요부의 후부까지 통증이 퍼질 수 있다.
3. 같은 쪽의 서혜부에도 통증이 나타난다.

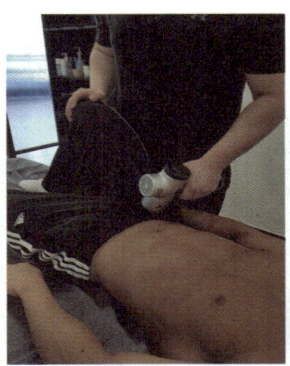 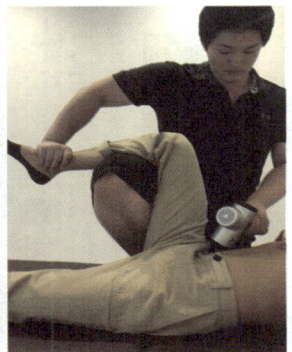

하이퍼볼트 적용법 (장요근)

골반 안쪽의 장요근을 촉진해 보고, 문제가 있을 시 무릎을 구부리거나, 구부린 상태에서 시술자가 다리로 받쳐준 상태의 자세에서 하이퍼 볼트를 적용해서 장요근에 O자형 헤드의 활용하여 복직근 측면에서 부터 골반 안쪽으로 10~30초 정도 적용하며, 두 번째 단계는 무릎을 좀더 안쪽으로 이동시키고 적용하고, 세 번째 단계는 다리를 접은 상태에서 고관절의 움직임을 반복하여 적용하는 것이 효과적이다.

하이퍼볼트의 실제적 적용법

대퇴직근 (Rectus femoris) & 중간광근 (Vastus intermedius)

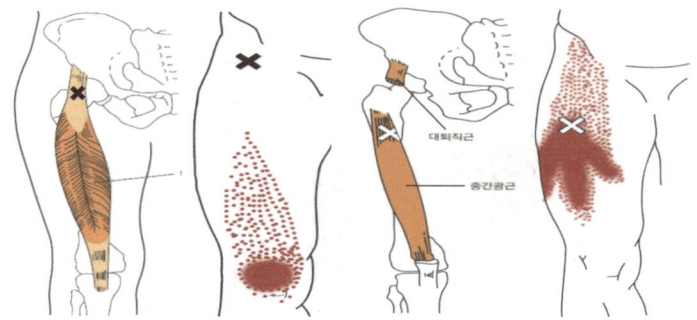

1. 대퇴 상부에 발생한 통증 유발점이 슬관절 통증을 유발한다.
2. 계단을 내려갈 때 무릎 전면으로 통증을 호소 한다.
3. 중간광근의 발통점은 대퇴직근 아래에 숨겨져 있다.
4. 계단을 올라가기 힘들면, 중간광근에 TP 형성되어 대퇴 중간 부위에 통증이 발생한다.

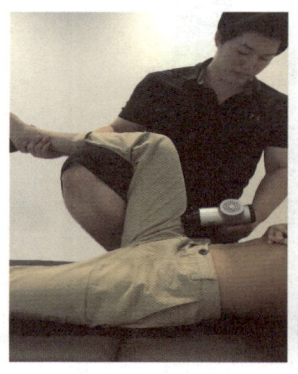 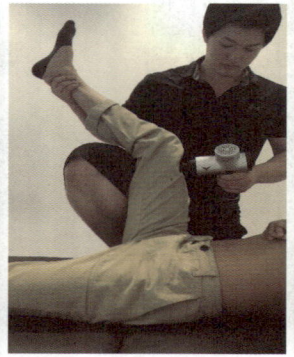 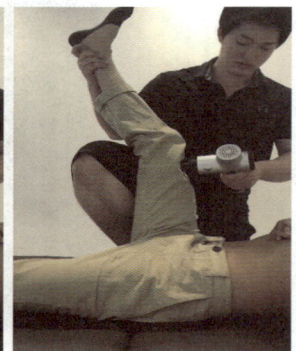

하이퍼볼트 적용법 (대퇴직근, 중간광근)
대퇴직근 및 중간광근을 다리를 펴고 촉진해 보고, 문제가 있을 시 다리를 접고, T자형이나 쿠션형, O자형 헤드의 활용하여 위에서부터 아래로 10~30초 정도 적용하며, 두 번째 단계는 무릎을 피면서 실시하고, 세 번째 단계는 무릎을 접었다 피면서 천천히 움직임을 반복하여 적용하는 것이 효과적이다.

하이퍼볼트의 실제적 적용법

외측광근 (Vastus lateralis)

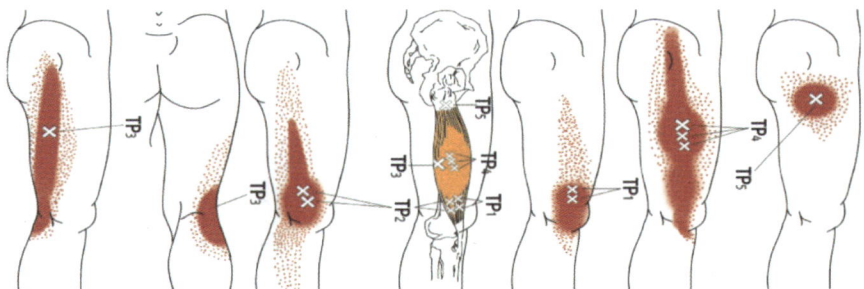

1. 골반외측에서 무릎 외측 부위까지 따라 통증을 방사한다.
2. 슬개골, 슬와부 외측, 대퇴부 외측에서 통증이 발생한다.
3. 슬개골의 검사시 움직임 제한의 원인이 될 수 있다.
4. 슬개골 잠김 현상을 유발한다.

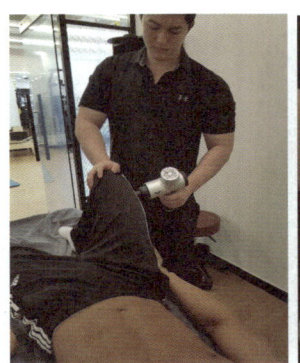 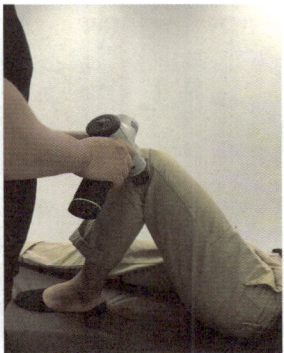 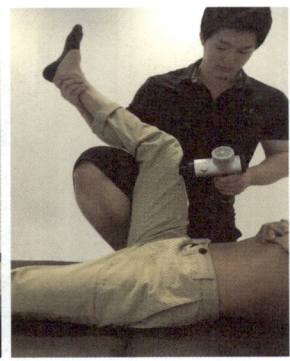

하이퍼볼트 적용법 (외측광근)

허벅지 외측의 외측광근을 다리를 펴고 촉진해 보고, 문제가 있을 시 다리를 접고, T자형이나 쿠션형, O자형 헤드의 활용하여 외측광근을 위에서 부터 아래로 10~30초 정도 적용하며, 두 번째 단계는 무릎을 구부린 상태에서 외측부 인대 부위에 실시하고, 세 번째 단계는 무릎을 접었다 피면서 천천히 움직임을 반복하여 적용하는 것이 효과적이다.

하이퍼볼트의 실제적 적용법

내측광근 (Vastus medialis)

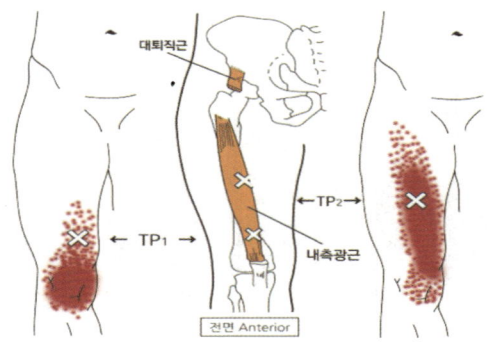

1. 무릎의 대퇴부의 내측을 따라 통증이 나타난다.
2. 무릎이 갑자기 꺾이는 증상의 주요 원인 근육이다. (슬관절 염증으로 오인)
3. 내측 광근은 내전근과 함께 관리해주는 것이 효과적이다.

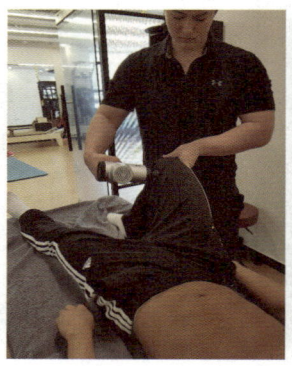 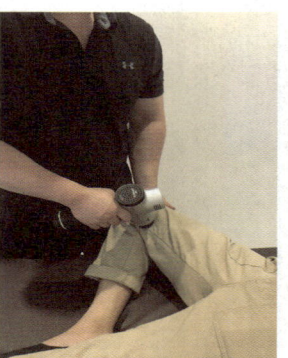

하이퍼볼트 적용법 (내측광근)

허벅지 내측의 내측광근을 다리를 펴고 촉진해 보고, 문제가 있을 시 다리를 접고, T자형이나 쿠션형, O자형 헤드의 활용하여 내측광근 주변을 10~30초 정도 적용하며, 두 번째 단계는 무릎을 외회전 시킨 후 다리를 접고 실시하고, 세 번째 단계는 무릎을 접었다 피면서 천천히 움직임을 반복하여 적용하는 것이 효과적이다.

하이퍼볼트의 실제적 적용법

봉공근 (Satorius)

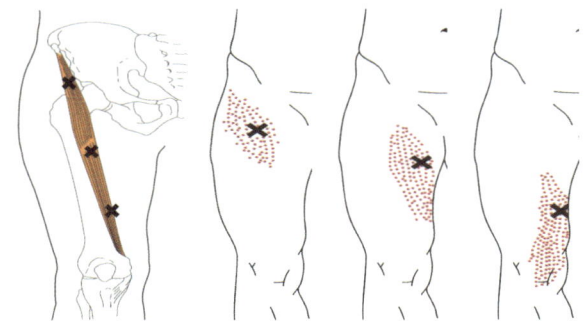

1. 봉공근에 문제 발생시 날카롭고 예민한 통증을 호소한다.
2. 단축성 긴장 문제로 무릎을 완전히 펴지 못하고 안쪽에 통증을 호소한다.
3. 이완성 긴장 문제는 안쪽의 부종과 통증을 호소하며 하지의 부종이 나타난다.

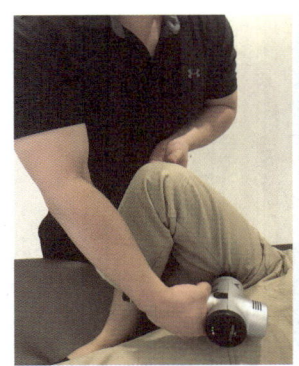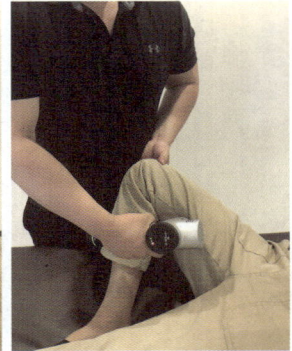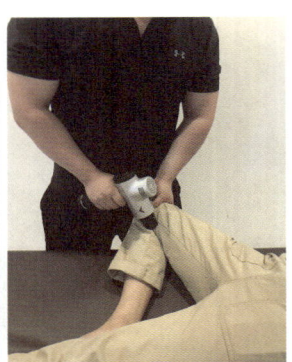

하이퍼볼트 적용법 (봉공근)

내전근의 봉공근을 제기차기 자세로 접고 촉진해 보고, 문제가 있을 시 무릎을 접고 내회전 시킨 후 T자형이나 쿠션형, O자형 헤드의 활용하여 봉공근 라인을 따라서 적용하며. 두 번째 단계는 무릎을 외회전 시킨 후 다리를 접고 실시하고, 세 번째 단계는 무릎을 내회전 시켰다 외회전 시키며 움직임을 반복하여 적용하는 것이 효과적이다.

하이퍼볼트의 실제적 적용법

장내전근 (Adductor longus) & 단내전근 (Adductor brevis)

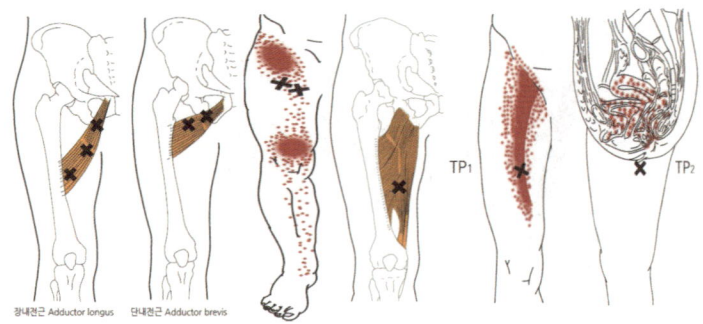

1. 서혜부 깊숙이, 대퇴 상부 전내측에 통증을 발생시킨다.
2. 무릎 상부 내측에 통증이 집중된다.
3. 무릎 아래로는 경골 위로 퍼져나가는 듯한 통증 양상을 보인다.
4. 심한 운동이나 근육에 과부하가 걸릴 때, 서혜부와 대퇴 내측에서 통증을 느낀다.

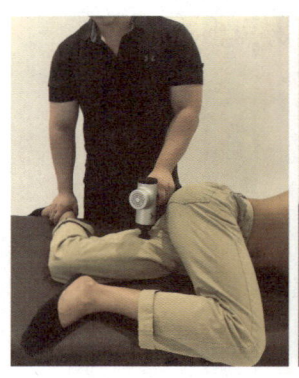 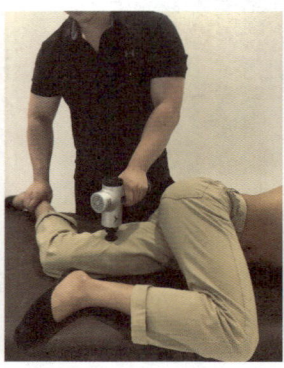 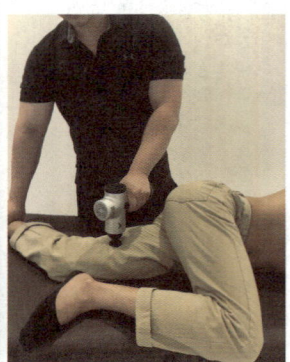

하이퍼볼트 적용법 (내전근)
내전근을 촉진해 보고, 문제가 있을 시 옆으로 누워 무릎을 접고 적용하며, 두 번째 단계는 무릎을 조금 편 후 내전근 라인을 따라서 실시하고, 세 번째 단계는 무릎을 접었다 피면서 움직임을 반복하여 적용하는 것이 효과적이다.

하이퍼볼트의 실제적 적용법

전경골근 (Tibialis anterior) & 장지신근 (Extensor digitorum longus)

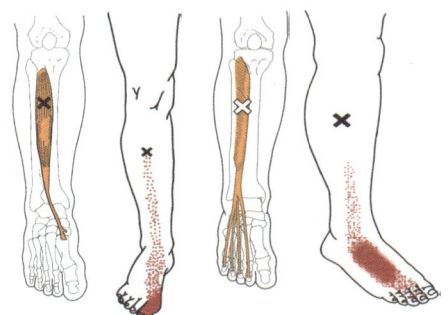

1. 전경골근 문제시 전내측, 엄지발가락의 배측과 내측 부위 통증을 발생한다.
2. 장지신근 문제시 전외측, 발가락 배측과 외측 부위 통증을 발생한다.
3. 마라톤과 같은 피로 누적이 주원인이며 관절 손상이 없어도, 통증을 호소한다.
4. 하이힐을 신는 여성들은 만성적으로 위 두 근육이 이완성 긴장이 발생한다.

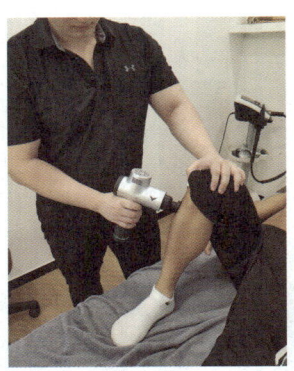 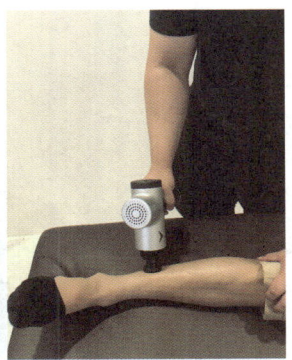

하이퍼볼트 적용법 (전경골근)
전경골근을 촉진해 보고, 문제가 있을 시 무릎을 접고 적용하며, 두 번째 단계는 무릎을 펴고 전경골근 라인을 따라서 실시하고, 세 번째 단계는 발목을 움직이면서 반복하여 적용하는 것이 효과적이다.

하이퍼볼트의 실제적 적용법

상완삼두근 (Triceps Brachii)

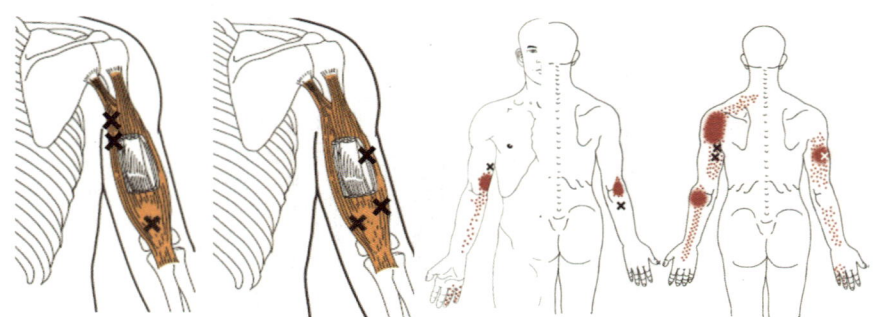

1. 장두 TP1 : 삼두근에 TP 형성시 어깨와 상완 후면에서 통증이 방사된다.
2. 단두 외측두 TP3 : 전완의 배면과 상완의 후면에 통증이 방사된다.
3. 단두 내측두 외측 TP2 : 팔꿈치 외측상과 부위로 통증을 호소한다.
4. 단두 내측두 중간 TP4 : 팔꿈치 주두돌기의 통증과 압통을 호소한다.
5. 단두 내측두 내측 TP5 : 팔꿈치와 전완의 안쪽 부위와 4~5지 손바닥면으로 통증이 방사된다.

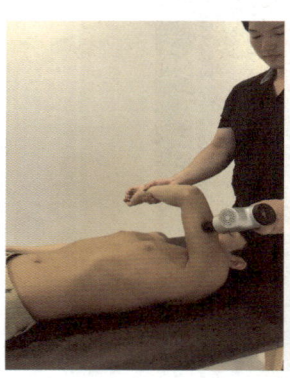
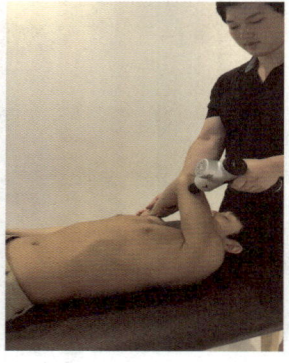
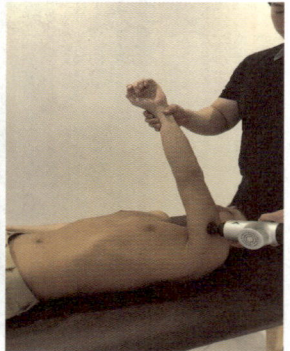

하이퍼볼트 적용법 (상완삼두근)

팔을 펴고 촉진해 보고, 문제가 있을 시 팔꿈치를 접고 적용하며, 두 번째 단계는 팔꿈치를 몸쪽으로 당기면서 삼두근 라인을 따라서 실시하고, 세 번째 단계는 팔꿈치를 접었다 피면서 움직임을 반복하여 적용하는 것이 효과적이다.

하이퍼볼트의 실제적 적용법

대원근 (Teres Major) & 소원근 (Teres Minor)

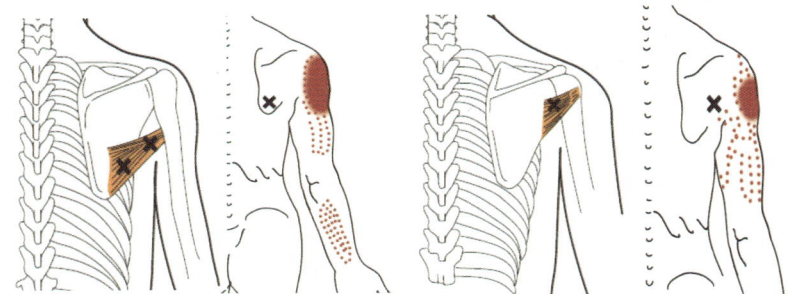

1. 견관절 후면과 상완삼두근 장두쪽으로 통증이 나타난다.
2. (대원근) 만성적인 근 긴장과 견갑골 외측연 부위가 단축으로 인한 긴장을 관찰할 수 있다.
3. (소원근) 후삼각근 깊숙한 곳에서 통증을 호소한다.
4. (소원근) 어깨 외측과 상완 외측면에 통증을 방사한다.

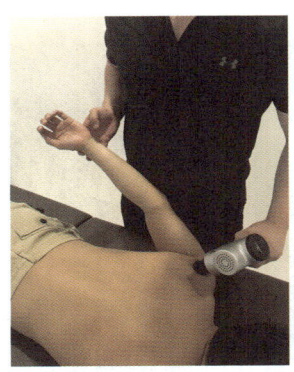 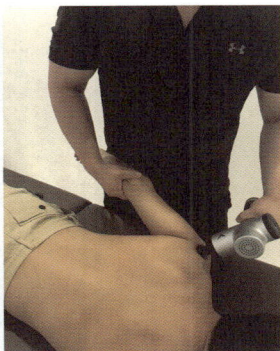 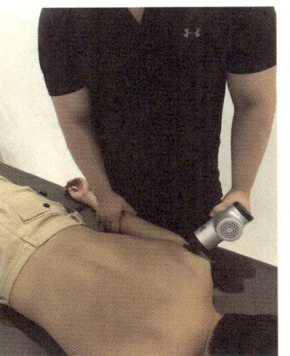

하이퍼볼트 적용법 (대원근, 소원근)

엎드린 상태에서 팔을 펴고 대원근,소원근 부분을 촉진해 보고, 문제가 있을 시 손목을 잡아 들어준 상태에서 적용하며, 두 번째 단계는 팔꿈치를 잡고 당기며 대원근, 소원근 라인을 따라서 실시하고, 세 번째 단계는 팔을 펴고 엎드린 상태에서 반복하여 적용하는 것이 효과적이다.

하이퍼볼트의 실제적 적용법

광배근 (Latissimus dorsi)

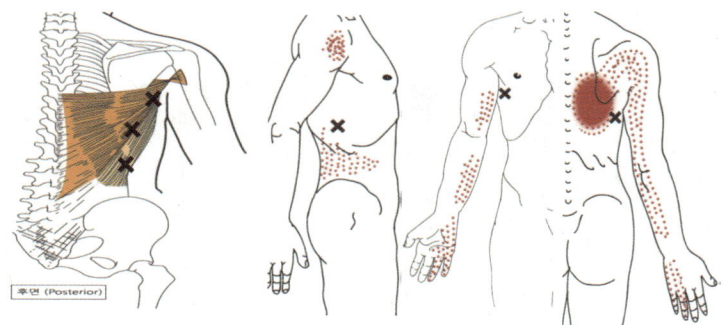

1. 광배근에 문제시 하부흉창, 요추 후만, 골반 후방경사가 발생한다.
2. 어깨 전면부와 옆구리 측면부에 지속적 통증과 천골 부위가 무겁고 뻐근하다.
3. 등에 담이 걸린 것처럼 움직임 제한과 흉추 중앙 부위의 통증과 연관된다.
4. 견갑골 하각 부위에 통증이 집중적 발생 하기도 한다.

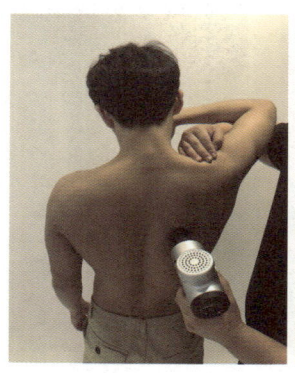 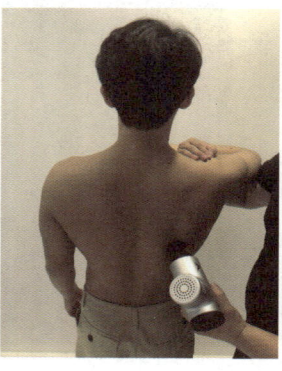 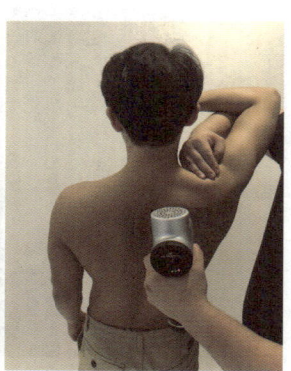

하이퍼볼트 적용법 (광배근)
서 있는 상태에서 광배근 부분을 촉진해 보고, 문제가 있을 시 한쪽 팔을 접고 팔꿈치를 걸친 상태에서 들어올린 자세로 적용하며, 두 번째 단계는 팔꿈치 위치를 내린 상태에서 광배근 라인을 따라서 실시하고, 세 번째 단계는 팔을 펴서 머리 위로 들어 올려서 광배근을 스트레칭 시킨 상태에서 반복하여 적용하는 것이 효과적이다.

하이퍼볼트의 실제적 적용법

능형근 (Rhomboid Major & Minor)

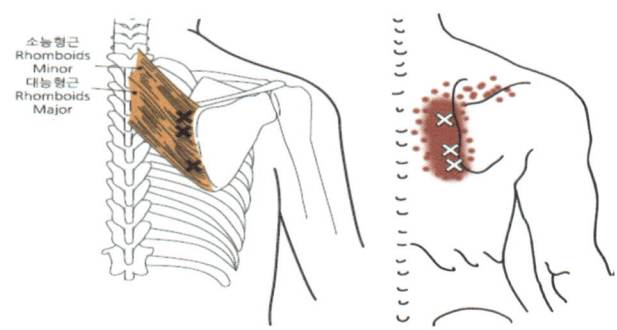

1. 견갑골 내측연 안쪽에서 척추기립근 사이에 통증을 호소한다.
2. 견갑거근 통증과 유사하여 혼동하지만 목의 통증이 없고, 회전 기능을 제한하지 않는다.
3. 대/소흉근의 단축성 긴장의 원인으로 계속적인 능형근 이완성 긴장으로 통증이 발생한다.
4. 만성적인 능형근의 이완성 근긴장은 상후거근의 문제를 발생시켜 호흡에도 영향을 미친다.

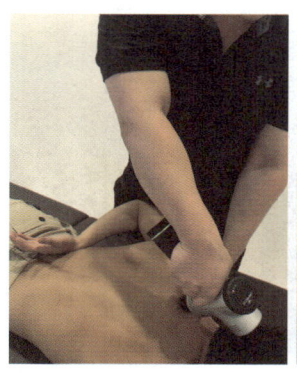 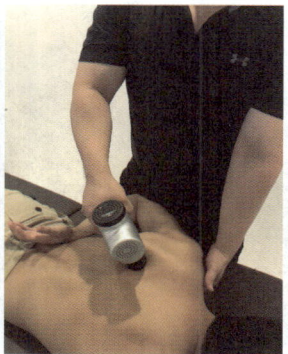 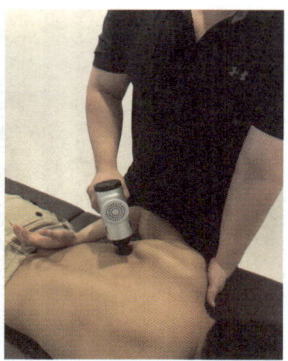

하이퍼볼트 적용법 (능형근)

엎드린 상태에서 견갑골 내측연의 능형근 부분을 촉진해 보고, 문제가 있을 시 한쪽 팔을 접고 어깨를 잡아 당긴 상태에서 능형근 라인을 따라서 적용하며, 두 번째 단계는 어깨를 잡고 움직이면서 라인을 따라서 실시하고, 세 번째 단계는 팔을 펴고 능형근을 스트레칭 시킨 상태에서 반복하여 적용하는 것이 효과적이다.

하이퍼볼트의 실제적 적용법

척추기립근 (Erector Spinae)

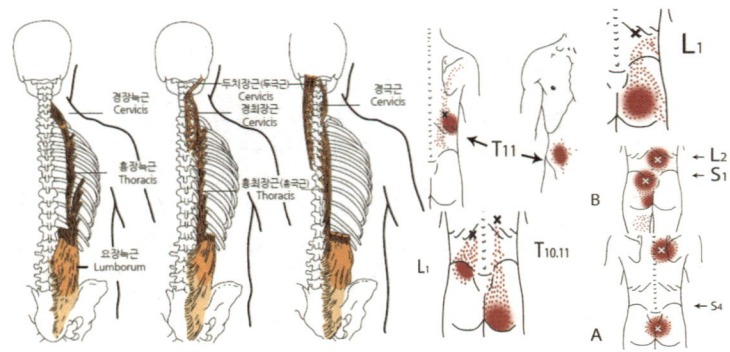

1. 다열근 : 극돌기 주위로 통증이 발생한다.
2. L1~L5 다열근 : 복부 통증을 호소하며, 내장기 통증으로 오진하기 쉽다.
3. S1 다열근 : 엉덩이의 미골쪽으로 통증이 발생한다.

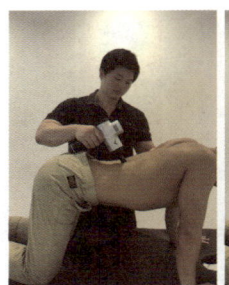 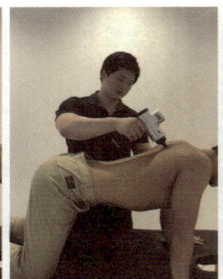 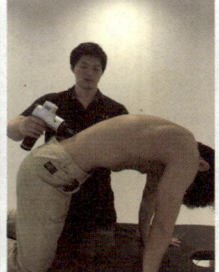 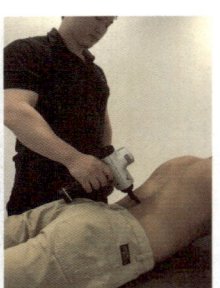

하이퍼볼트 적용법 (척주기립근)
엎드린 상태에서 기립근의 긴장도를 촉진해 보고, 문제가 있을 시 네발기기 자세를 취하고 배꼽을 아래로 잡아당긴 상태에서 기립근 라인을 따라서 적용하며, 두 번째 단계는 배꼽을 끌어 올리면서 움직이면서 라인을 따라서 실시하고, 세 번째 단계는 엎드린 상태에서 상체를 신전시키며 반복하여 적용하는 것이 효과적이다.

하이퍼볼트의 실제적 적용법

요방형근 (Qudaratus Lumborum)

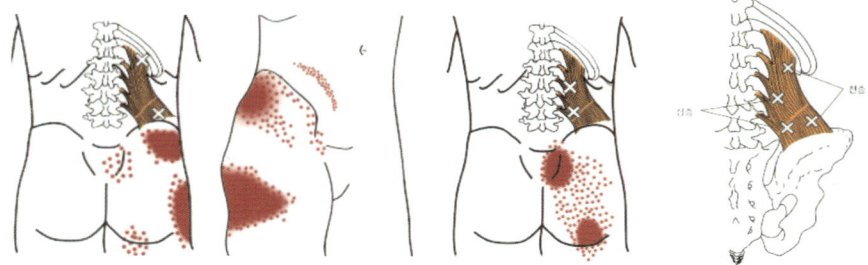

1. 천층 상부 TP : 장골능을 따라서 인접한 하복부에 통증을 호소한다.
2. 천층 하부 TP : 대퇴상부와 대전자 외측면에 통증을 방사한다.
3. 심층 상부 : SI 천장관절 부위에 통증을 방사하고, 천골 전체에 통증을 호소한다.
4. 하부 TP : 하둔부로 통증이 방사 된다.

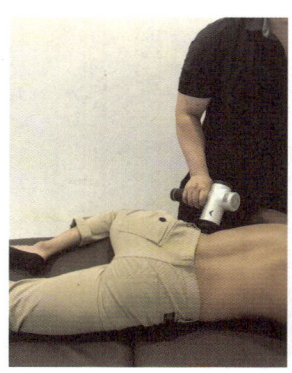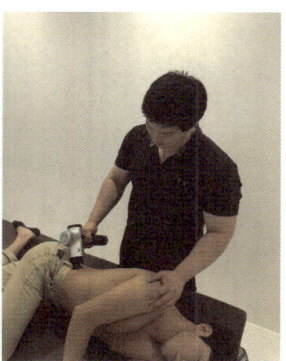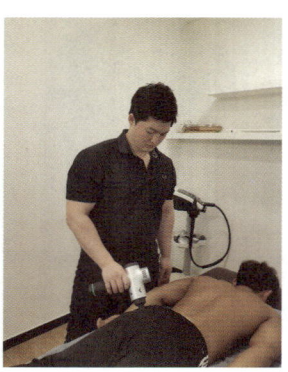

하이퍼볼트 적용법 (요방형근)
엎드린 상태에서 요방형근의 긴장도를 촉진해 보고, 문제가 있을 시 다리 한쪽을 옆으로 접어 올린 자세를 취하고 장골능 라인을 따라서 적용하며, 두 번째 단계는 옆으로 누운 상태에서 장골능 라인을 따라서 실시하고, 세 번째 단계는 엎드린 상태에서 다리를 측면으로 접었다 피는 움직임을 만들면서 적용하는 것이 효과적이다.

하이퍼볼트의 실제적 적용법

대둔근 (Gluteus Maximus)

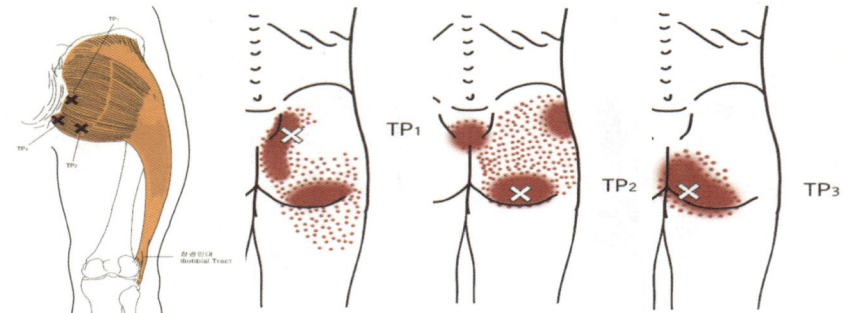

1. TP1 : 둔부의 천골 라인을 따라 반달 모양의 통증과 압통이 발생하고, 요통의 원인이다.
2. TP2 : 둔부 전체의 통증 호소 및 의자에 앉을 때 둔부 안쪽 깊숙이 통증이 찌르는 듯한 통증 발생 한다.
3. TP3 : 꼬리뼈 자체의 통증이 아니라 꼬리 뼈 통증의 한 원인이다.

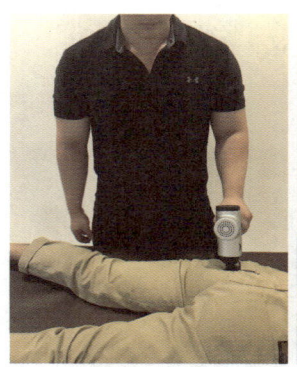 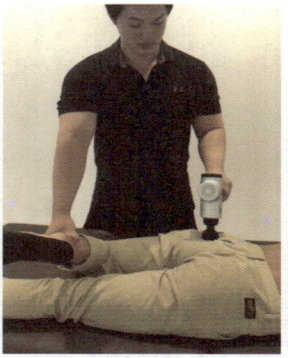 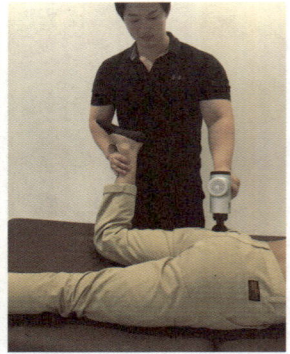

하이퍼볼트 적용법 (대둔근, 고관절 외회전근)
엎드린 상태에서 허리와 대둔근의 긴장도를 촉진해 보고, 문제가 있을 시 천장관절 라인을 따라서 적용하며, 두 번째 단계는 누운 상태에서 무릎을 접고 내회전시킨 상태에서 고관절 외회전근들에 적용하고, 세 번째 단계는 엎드린 상태에서 무릎을 내/외회전 시키며 움직이면서 적용하는 것이 효과적이다.

하이퍼볼트의 실제적 적용법

중둔근 (Gluteus Medius)

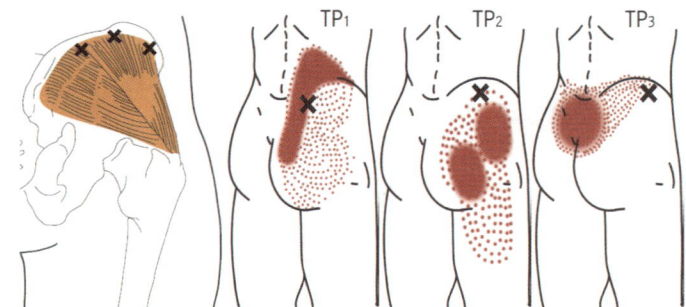

1. TP1 : 장골능 후면 능선과 천장관절 주변의 압통과 통증을 방사한다.
2. TP2 : 둔부 외측 또는 중간에 통증을 방사하고, 상부 허벅지 외측 바깥쪽으로 확장된다.
3. TP3 : 허리 가장 아래 부분 천골을 주변으로 양쪽에 통증을 호소한다.

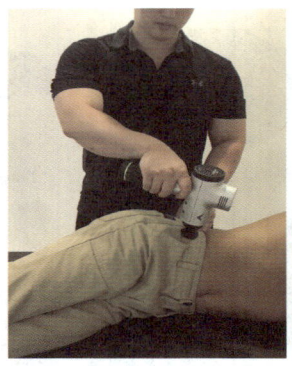 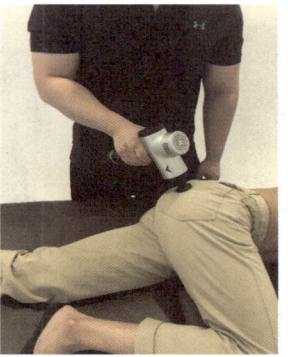

하이퍼볼트 적용법 (중둔근)
측면으로 엎드린 상태에서 중둔근의 긴장도를 촉진해 보고, 문제가 있을 시 TFL 과 함께 중둔근 라인을 따라서 적용하며, 두 번째 단계는 측면 상태에서 무릎을 접고 끌어올린 상태에서 적용하고, 세 번째 단계는 무릎을 끌어올렸다 내렸다 움직이면서 적용하는 것이 효과적이다.

하이퍼볼트의 실제적 적용법

소둔근 (Gluteus Minimus)

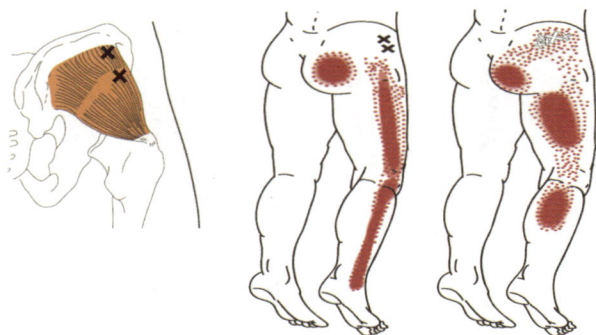

1. 전부 TP : 둔부 아래쪽 외측 부위 대퇴와 무릎, 하지의 비골 주변 부분에 통증을 방사한다.
2. 후부 TP : 둔부 상부 대부분과 대퇴와 종아리 후면에 통증을 호소한다.
3. 좌골신경통 : 둔부에서 하지의 뒤쪽과 외측으로 방사되는 통증호소 (요추 디스크 탈출증 오진)

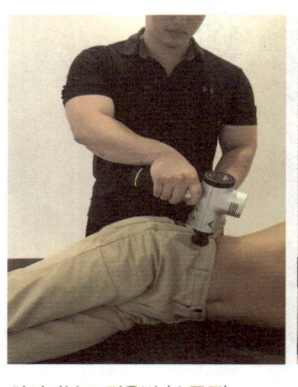 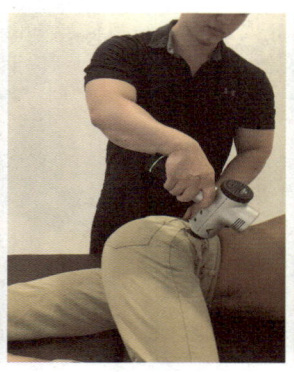 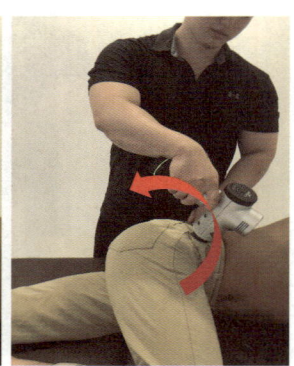

하이퍼볼트 적용법 (소둔근)
측면으로 엎드린 상태에서 소둔근의 긴장도를 촉진해 보고, 문제가 있을 시 소둔근 라인을 따라서 조용하며, 두 번째 단계는 측면 상태에서 무릎을 접고 끌어올린 상태에서 적용하며, 세 번째 단계는 무릎을 끌어 올린 후 벌렸다. 오므렸다 움직이면서 적용하는 것이 효과적이다.

하이퍼볼트의 실제적 적용법

대퇴근막장근 (Tensor Fascia Latae)

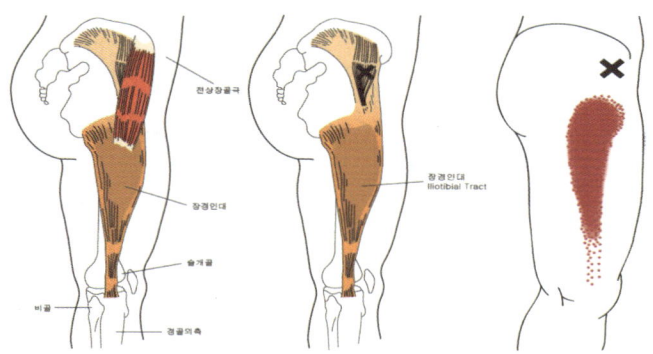

1. 고관절과 대퇴의 외측부터 무릎까지 퍼지는 통증을 호소한다.
2. 대전자와 고관절 부위에서 통증을 호소 한다.
3. 가짜 대전자 점액낭염으로 통증이 심해 걷기를 힘들어 한다.

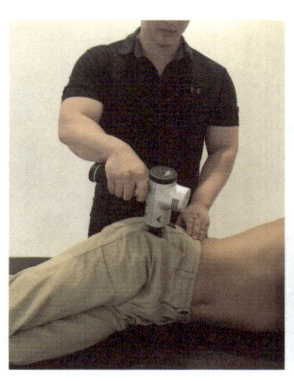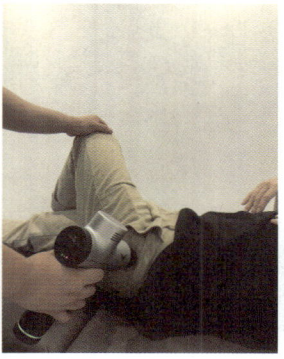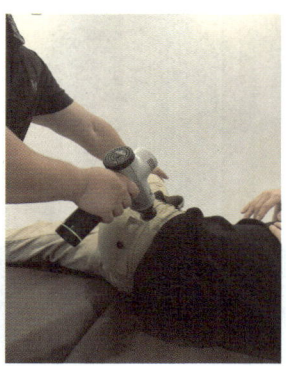

하이퍼볼트 적용법 (대퇴근막장근)
옆으로 누워 다리를 편 상태에서 촉진해 보고, 대퇴근막장근 문제가 있을 시 적용하며, 두 번째 단계는 바로 누운 상태에서 무릎을 반대쪽으로 넘긴 다음 적용하며, 세 번째 단계는 무릎을 반대편 쪽으로 넘겼다. 돌아오는 움직임을 만들면서 반복하여 적용하는 것이 효과적이다.

하이퍼볼트의 실제적 적용법

이상근 (Piriformis Muscle)

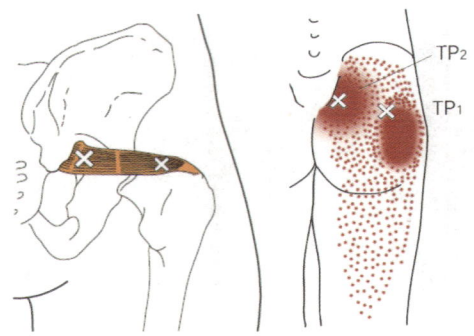

1. 신경폐색에 의한 통증과 발통점에 의한 연관통이 발생한다.
2. 천장관절 부위, 외측 둔부를 지나, 대퇴 후면 외측부까지 통증을 방사한다.
3. 이상근 증후군 : 신경 압박시 허리, 서혜부, 회음부, 엉덩이, 대퇴 후부, 종아리에서 통증 호소

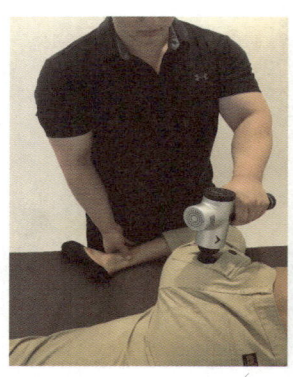 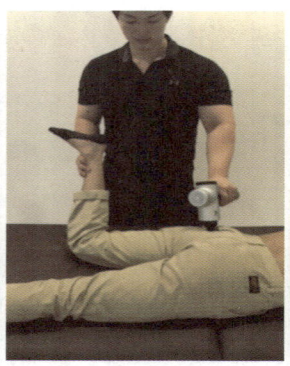 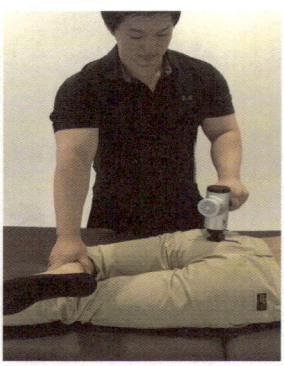

하이퍼볼트 적용법 (이상근)
엎드린 상태에서 이상근을 촉진해 보고 문제가 있을 시 적용하며, 두 번째 단계는 엎드린 상태에서 무릎을 접고 다리를 외측으로 넘긴 다음, 적용하며, 세 번째 단계는 접은 다리를 반대편 쪽으로 넘겼다. 돌아오는 움직임을 만들면서 반복하여 적용하는 것이 효과적이다.

하이퍼볼트의 실제적 적용법

대퇴이두근 (Biceps Femoris)

1. 주로 무릎 뒤로 통증이 방사된다.
2. 둔근 라인이나 종아리로 통증이 방사된다.
3. 요통과 좌골신경통으로 오진할 수 있다.

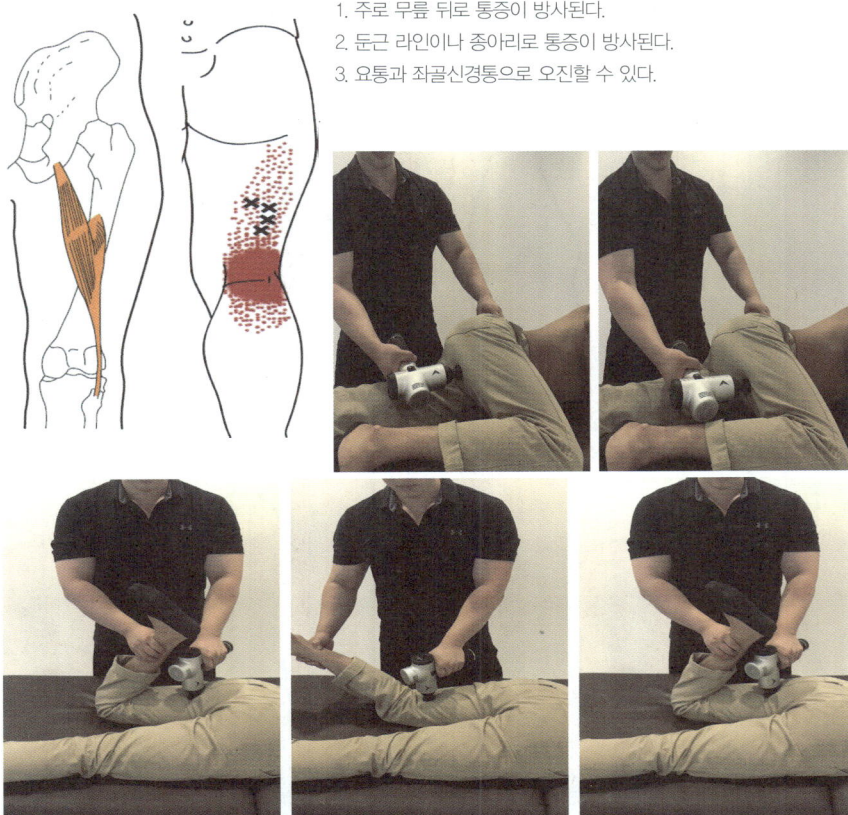

하이퍼볼트 적용법 (대퇴이두근)

엎드린 상태에서 허벅지 뒤에 외측인 대퇴이두근을 촉진해 보고 문제가 있을 시 적용하며, 두 번째 단계는 엎드린 상태에서 둔근 방향으로 발을 접고 적용하며, 세 번째 단계는 접은 다리를 접었다 폈다 하는 움직임을 만들면서 반복하여 적용하는 것이 효과적이다.

하이퍼볼트의 실제적 적용법

반건양근 (Semitendinosus) & 반막양근 (Semiembranosus)

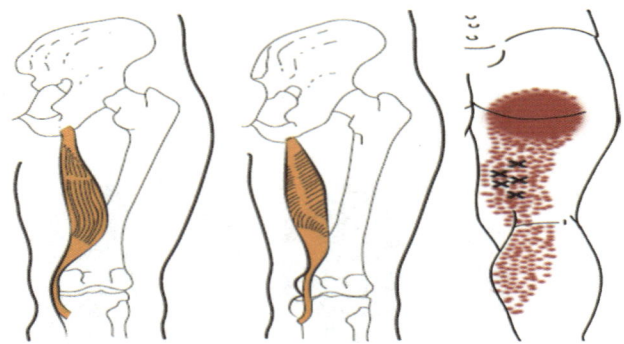

1. 둔근 안쪽 라인 부위에서 통증이 나타난다.
2. 대퇴후부 내측과 무릎 뒤에 내측 아래로 통증이 방사
3. 슬건근의 단축성 긴장으로 인해 대퇴사두근 이완성 긴장을 호소

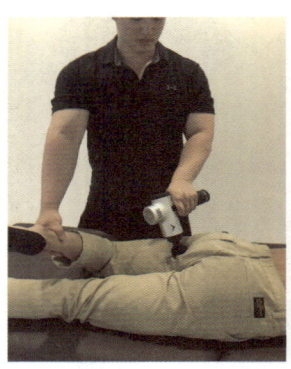 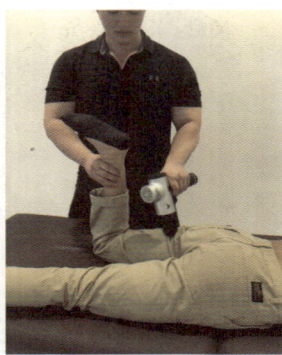 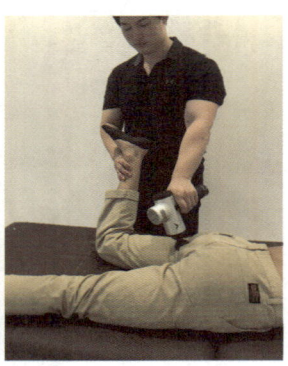

하이퍼볼트 적용법 (반건,반막양근)
엎드린 상태에서 허벅지 뒤에 내측인 반건양근, 반막양근을 촉진해 보고 문제가 있을 시 적용하며, 두 번째 단계는 엎드린 상태에서 둔근 방향으로 발을 접고, 내회전 시킨 후 적용하며, 세 번째 단계는 접은 다리를 내회전, 외회전 시키면서 움직임을 만들어 반복하여 적용하는 것이 효과적이다.

하이퍼볼트의 실제적 적용법

가자미근 (Soleus)

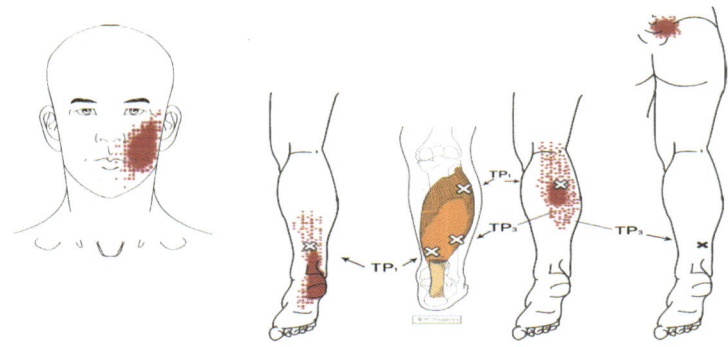

1. TP1 : 발뒤꿈치와 발바닥, 아킬레스 건 부위로 통증을 호소한다
2. TP2 : 종아리 상부 ½ 지점 부위에서 쑤시는 통증과 연관된다.
3. TP3 : 같은쪽 천장관절의 심부 통증 호소한다 (드물게 턱관절 통증과 연관)
4. 종아리 경련은 비복근 TP와 연관된다. → '제2의 심장은 근육이다.'

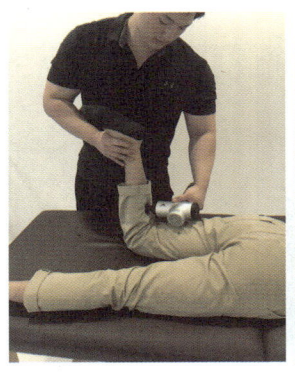 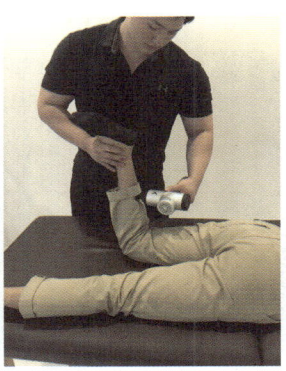 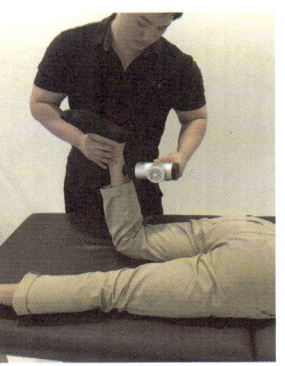

하이퍼볼트 적용법 (가자미근)
엎드린 상태에서 종아리의 가자미근을 촉진해 보고 문제가 있을 시 적용하며, 두 번째 단계는 엎드린 상태에서 다리를 접고, 발목을 펴고 적용하며, 세 번째 단계는 무릎은 접은 상태에서 발목을 움직이면서 반복하여 적용하는 것이 효과적이다.

하이퍼볼트의 실제적 적용법

비복근 (Gastrocnemius)

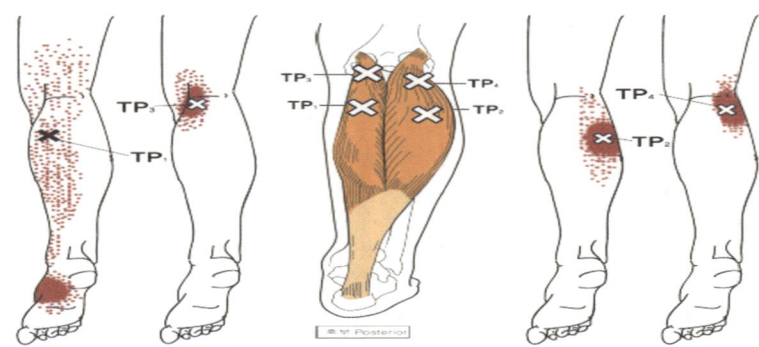

1. TP1, TP2 : 야간에 피로누적으로 발생하는 종아리 경련을 호소한다.
3. TP3, TP4 : 주로 무릎뒤에 슬와부 통증과 연관된다.
4. S.L.R Test시 족배굴곡을 제한 하며 무릎이 펴지지 않는다.
5. 슬건근 근긴장과 밀접하게 연결된다.

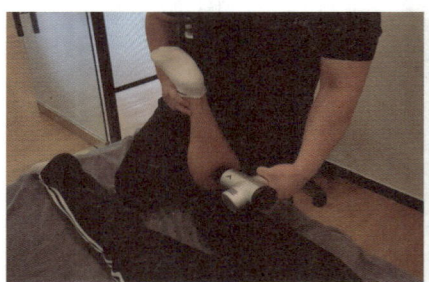
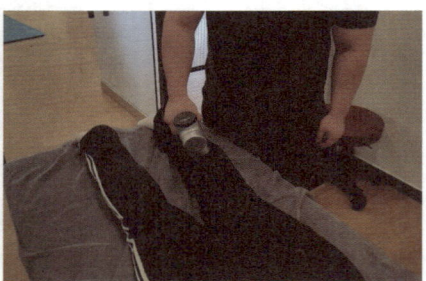

하이퍼볼트 적용법 (비복근)
엎드린 상태에서 종아리의 비복근을 촉진해 보고 문제가 있을 시 적용하며, 두 번째 단계는 엎드린 상태에서 다리를 접고, 발목을 펴고 적용하며, 세 번째 단계는 다리를 편 상태에서 발목을 움직이면서 반복하여 적용하는 것이 효과적이다.

하이퍼볼트의 실제적 적용법

후경골근 (Tibialis Posterior)

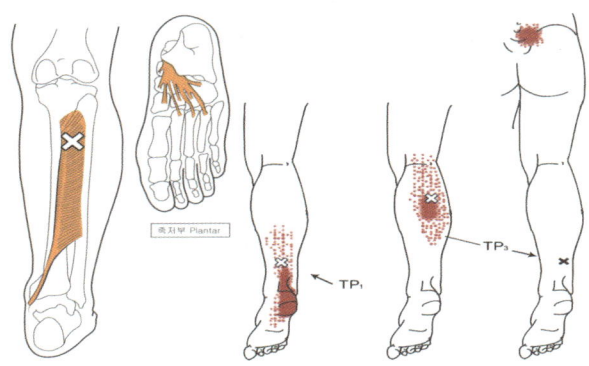

1. 뒤꿈치 위쪽에 통증유발점 발생시 아킬레스 건 상부에 통증이 집중된다.
2. 문제발생시 뒤꿈치, 발바닥으로 통증이 퍼져간다.
3. 평발과 관련된 근육으로 달리거나 걸을 때 발에 통증을 호소한다.

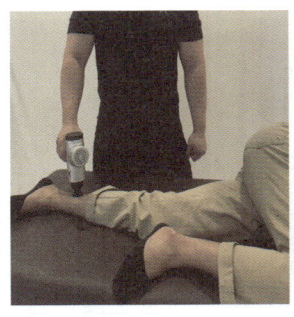 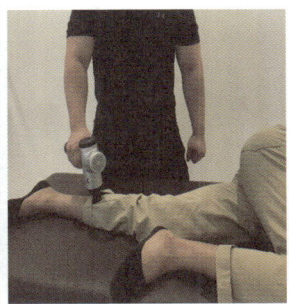 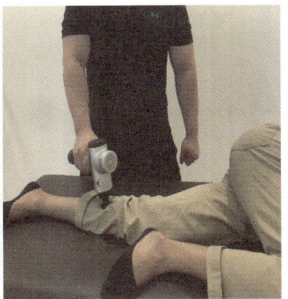

하이퍼볼트 적용법 (후경골근)
옆으로 누운 상태에서 종아리의 측면의 후경골근을 촉진해 보고 문제가 있을 시 적용하며. 두 번째 단계는 무릎을 약간 구부린 상태에서, 발목을 펴고 적용하며, 세 번째 단계는 다리를 편 상태에서 발목을 움직임이면서 반복하여 적용하는 것이 효과적이다.

하이퍼볼트의 실제적 적용법

족저 방형근 (Quadratus Plantae) & 무지 내전근 (Adductor Hallucis)

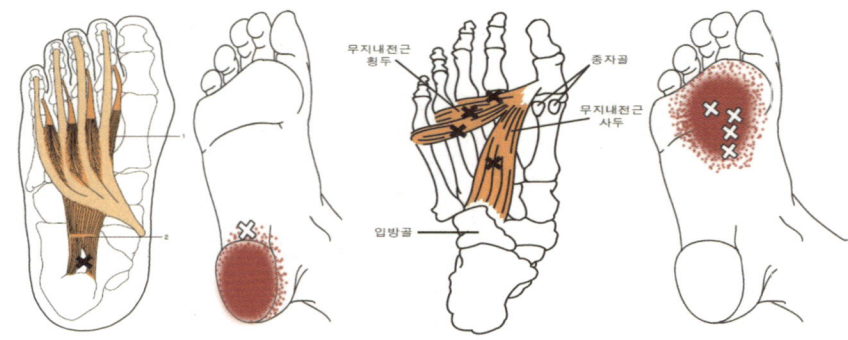

1. 발뒤꿈치의 뒷축에 통증과 압통이 나타난다.
2. 족저방형근의 근막통은 '족저근막염'으로 착각될 수 있다.
3. 가자미근과 후경골근의 발뒤꿈치 통증은 아킬레스 건까지 연관된다.
4. (무지 내전근)발바닥의 앞축 부분과 발가락 사이 부근에서 연관통과 압통을 느낀다.
5. (무지 내전근) 신발에 아치 보조기를 착용할 경우, 오히려 통증이 심해지는 경우가 있다.

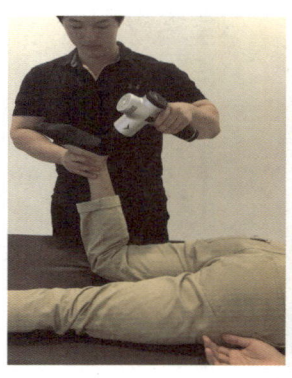 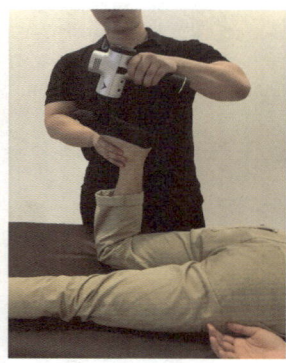 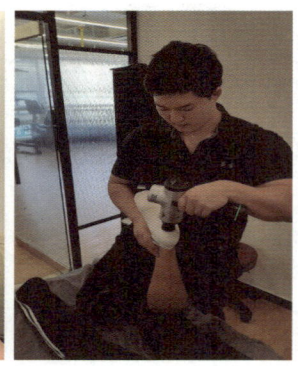

하이퍼볼트 적용법 (발바닥)

엎드린 상태에서 무릎을 접고 발목의 상태를 체크한다. 안쪽으로 기울어져 있거나 아킬레스건 단축으로 발가락이 대부분 들어 올려져 있는데 이런 경우 뒤꿈치와 앞축을 위주로 적용하며, 외측 아치 부분에도 적용해 주어야만 효과적이며 발목을 움직여 주면서 적용해야 더 효과적이다.

하이퍼볼트의 실제적 적용법

하이퍼볼트 적용 방법 II

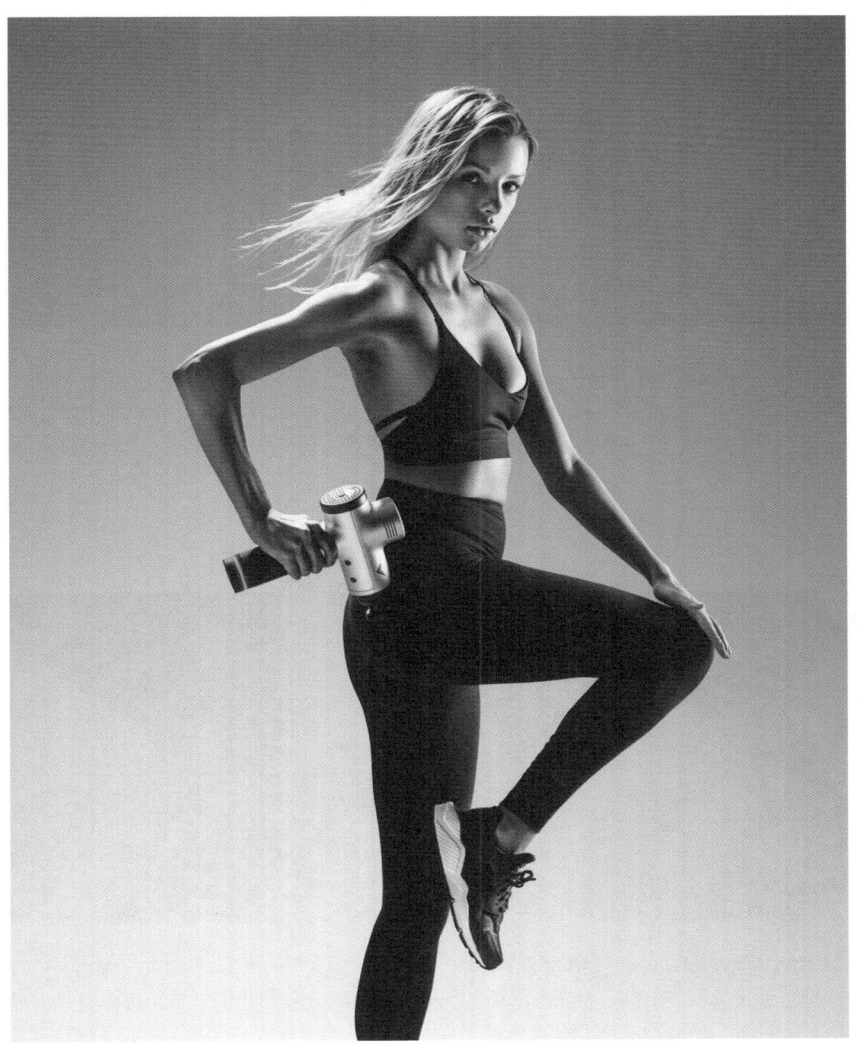

하이퍼볼트의 실제적 적용법

거위 발, 아족 이완 법

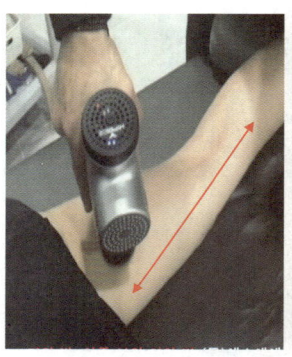 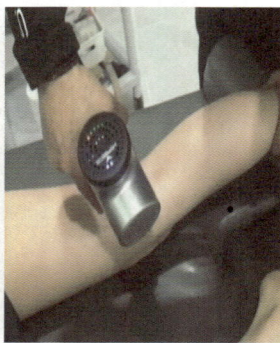 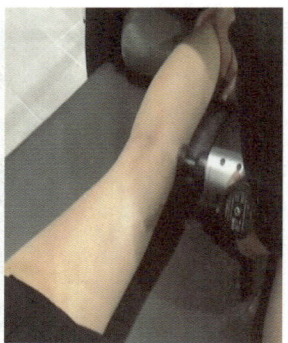

하이퍼볼트 적용법 (거위 발, 아족 부위 이완 법)
엎드린 상태에서 허벅지 뒤쪽 상부에서 시작해서 안쪽 라인을 따라서 무릎 안쪽 측면 거위 발이라고 불리우는 부분까지 하이퍼볼트를 적용하여 쓸어 내리듯이 왕복하면서 반복해서 적용해주면 무릎 내측 통증 관리에 효과적인 방법이다.

하퇴 삼두근 이완 법

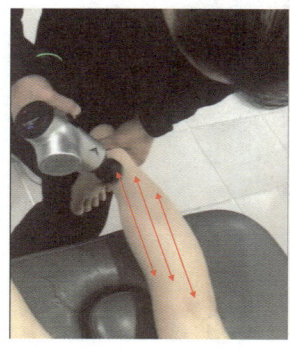 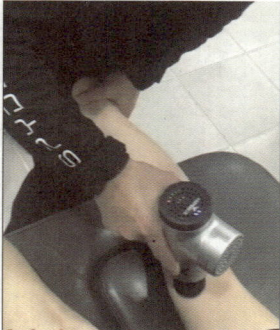 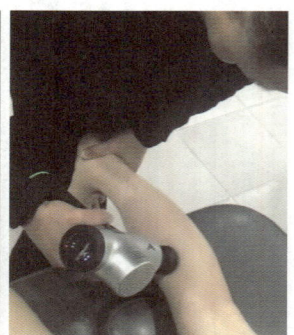

하이퍼볼트 적용법 (하퇴 삼두근 부위 이완 법)
엎드린 상태에서 발목 아래쪽에서 시작해서 하퇴 삼두근 안쪽 라인에서 시작해서 중앙 라인, 바깥쪽 라인을 순서대로 하이퍼볼트를 적용하여 쓸어 올리듯이 왕복하면서 반복해서 적용해주면 발목과 종아리 통증 관리에 효과적인 방법이다.

하이퍼볼트의 실제적 적용법

족저근 이완 법

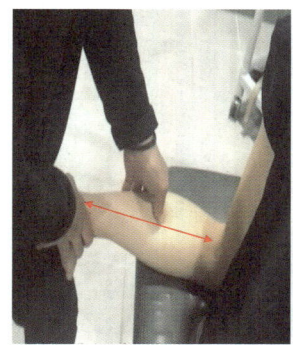 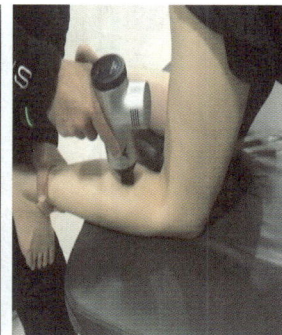 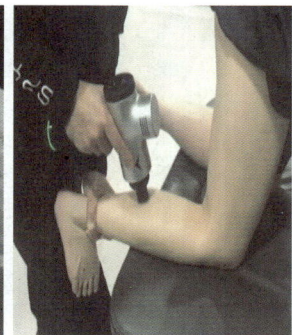

하이퍼볼트 적용법 (족저근 부위 이완 법)
네발기기 자세에서 종아리 뒤쪽 상부에서 시작해서 중앙 라인을 따라서 족저근 라인을 따라서 하이퍼볼트를 적용하여 쓸어 내리듯이 왕복하면서 반복해서 적용해주면 종아리와 뒤꿈치 통증 관리에 효과적인 방법이다.

족저근막 부위 이완 법

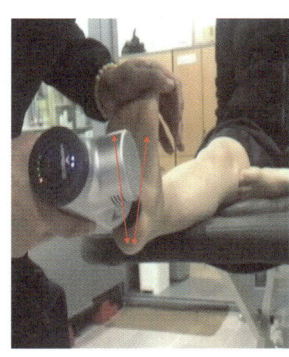 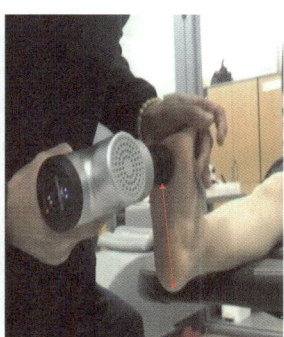 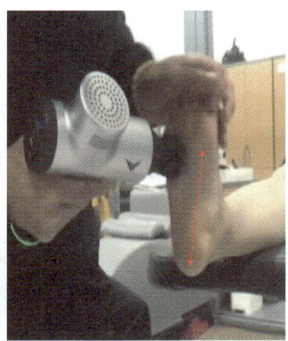

하이퍼볼트 적용법 (족저근막 부위 이완 법)
앉은 상태에서 발의 뒤꿈치에서 시작해서 엄지발가락 쪽과 새끼 발가락 쪽 라인 따라서 족저근막에 하이퍼볼트를 적용하여 쓸어 내리듯이 왕복하면서 반복해서 적용해주면 발바닥 통증 관리에 효과적인 방법이다.

하이퍼볼트의 실제적 적용법

족관절 지대 이완 법

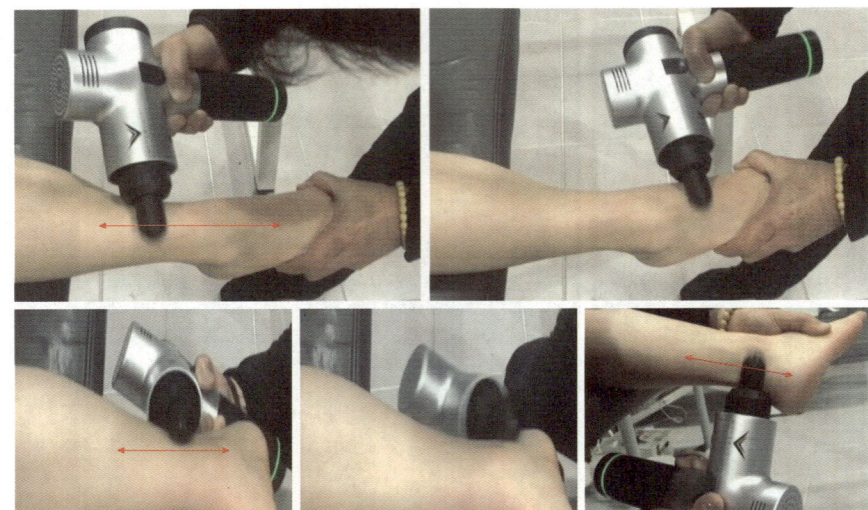

하이퍼볼트 적용법 (족관절 지대 부위 이완 법)
앉은 상태에서 발목의 위쪽에서 시작해서 발등 쪽으로 족관절 지대에 하이퍼볼트를 헤드를 기울여서 쓸어 내리듯이 왕복하면서 반복해주고, 발목을 바깥쪽으로 회전 시킨 후 발목 안쪽 측면을 적용하고, 발목을 안쪽으로 내회전 시킨 후 발목 바깥쪽을 적용해주면 발목 통증 관리에 효과적인 방법이다.

하이퍼볼트의 실제적 적용법

전경골근 이완

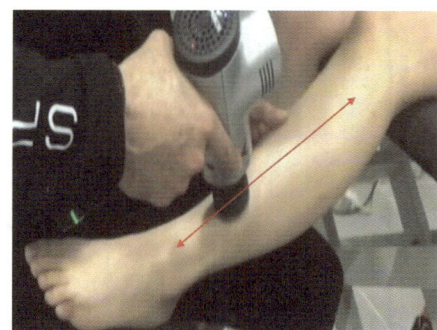
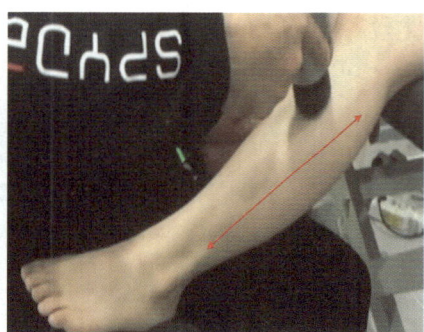

하이퍼볼트 적용법 (전경골근 부위 이완 법)
앉은 상태에서 발목의 위쪽에서 시작해서 무릎 쪽으로 전경골근에 하이퍼볼트를 쓸어 내리듯이 왕복하면서 반복해서 적용해주면 정강이 앞쪽 통증 관리에 효과적인 방법이다.

장, 단비골근 이완 법

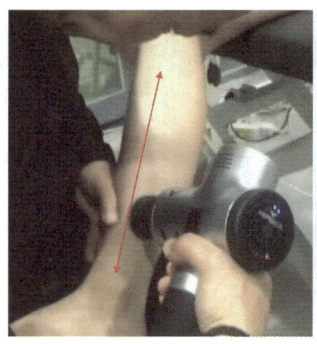
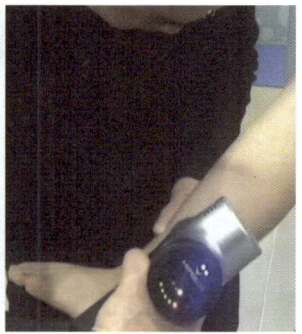

하이퍼볼트 적용법 (장,단비골근 부위 이완 법)
앉은 상태에서 발목의 측면에서 시작해서 무릎 쪽으로 장, 단비골근에 하이퍼볼트를 쓸어 올리듯이 왕복하면서 반복해서 적용해주면 발목의 측면 통증 관리에 효과적인 방법이다.

슬개건 부위 이완 법

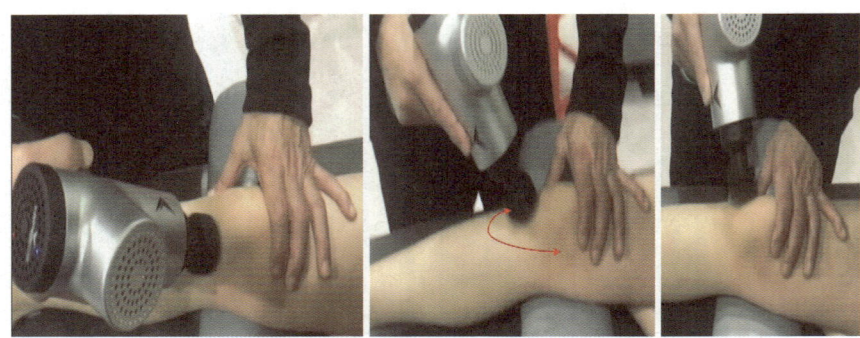

하이퍼볼트 적용법 (슬개건 부위 이완 법)
앉은 상태에서 무릎 안쪽에서 시작해서 무릎 바깥쪽으로 슬개건에 하이퍼볼트를 쓸어 올리듯이 원을 그리면서 왕복하면서 반복해서 적용해주면 무릎 통증 관리에 효과적인 방법이다.

대퇴사두근 이완 법

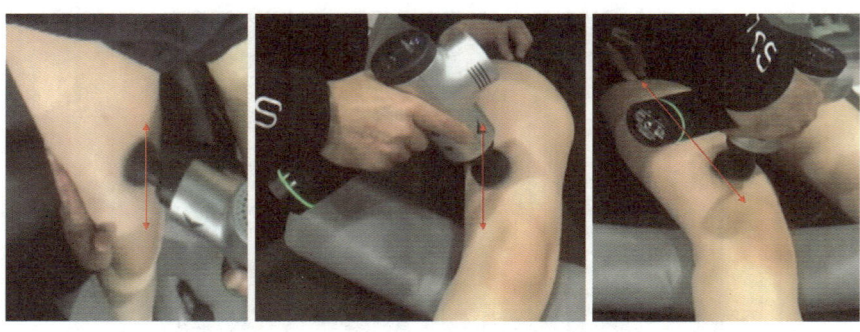

하이퍼볼트 적용법 (대퇴사두근 부위 이완 법)
누운 상태에서 허벅지 앞쪽 안쪽에서 시작해서 내측광근을 따라서 먼저 풀어주고, 그다음 외측광근을 풀고, 마지막으로 가운데 중간광근과 대퇴직근을 하이퍼볼트를 적용하여 쓸어 올리듯이 왕복하면서 반복해서 적용해주면 고관절과 무릎 통증 관리에 효과적인 방법이다.

하이퍼볼트의 실제적 적용법

장경인대 이완 법

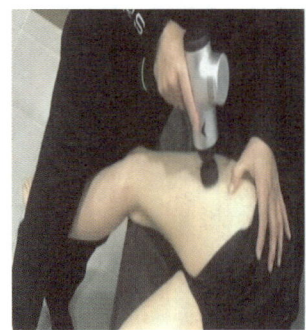 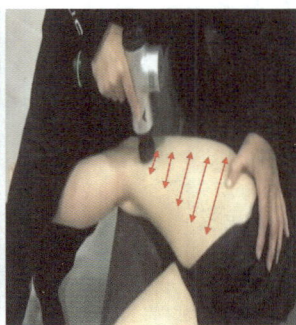 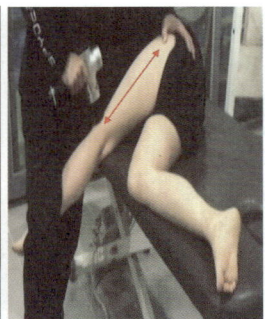

하이퍼볼트 적용법 (장경인대 부위 이완 법)
옆으로 누운 상태에서 골반 측면에 장경인대 위쪽에서 시작해서 무릎 바깥쪽으로 좌/우로 움직이면서 하이퍼볼트를 쓸어 내리듯이 그리면서 왕복하면서 반복해서 적용해주면 무릎 통증 관리에 효과적인 방법이다.

대둔근 이완 법

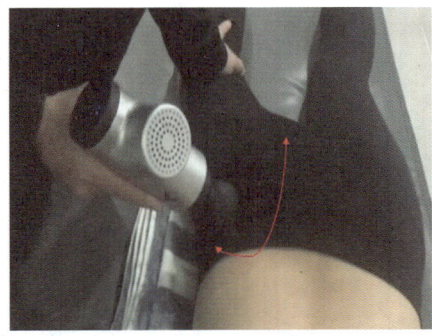 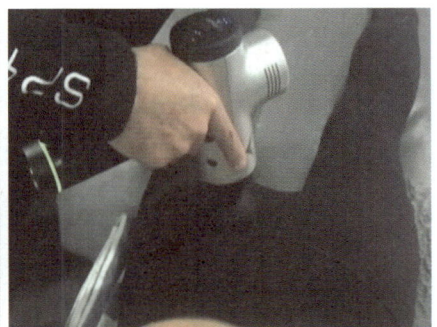

하이퍼볼트 적용법 (대둔근 부위 이완 법)
엎드린 상태에서 골반 외측 뒤쪽에서 시작해서 안쪽 엉덩이 라인을 따라서 대둔근이라고 불리우는 부분까지 하이퍼볼트를 적용하여 쓸어 내리듯이 왕복하면서 반복해서 적용해주면 엉덩이와 꼬리뼈 주변 통증 관리에 효과적인 방법이다.

하이퍼볼트의 실제적 적용법

중둔근 부위 이완 법

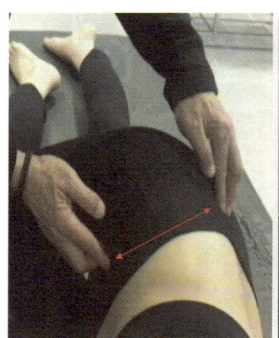 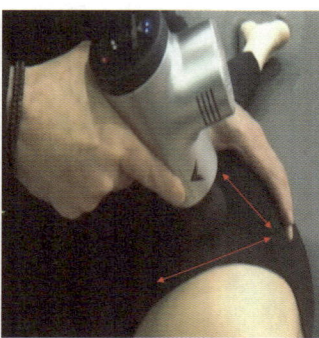 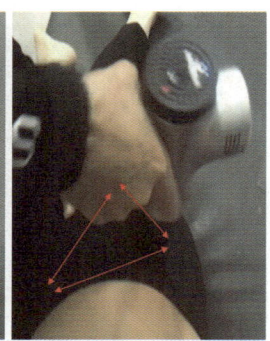

하이퍼볼트 적용법 (중둔근 부위 이완 법)
옆으로 누운 상태에서 골반 측면 앞쪽에서 시작해서 골반 라인을 따라서 중둔근 이라고 불리우는 부분을 하이퍼볼트를 적용하여 삼각형 모양을 그리듯이 왕복하면서 반복해서 적용해주면 골반 측면 통증 관리에 효과적인 방법이다.

흉요 근막 이완 법

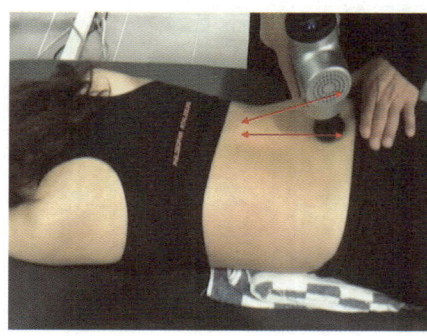 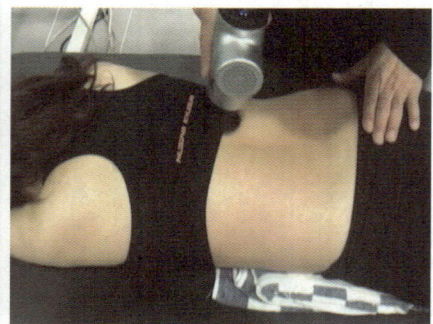

하이퍼볼트 적용법 (흉요 근막 부위 이완 법)
엎드린 상태에서 골반 위쪽에서 시작해서 흉요근막 라인을 따라서 등의 중간 부분까지 하이퍼볼트를 적용하여 쓸어 올리듯이 삼각형 모양으로 왕복하면서 반복해서 적용해주면 허리 측면의 통증 관리에 효과적인 방법이다.

하이퍼볼트의 실제적 적용법

흉최장근 이완 법 이완 법

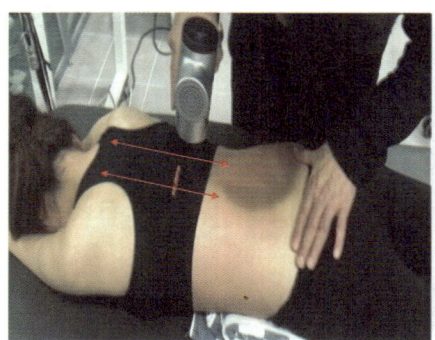 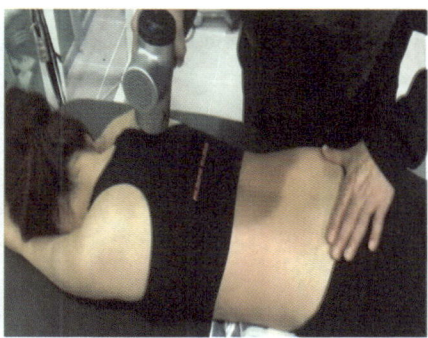

하이퍼볼트 적용법 (흉최장근 부위 이완 법)
엎드린 상태에서 등 하부에서 시작해서 흉최장근 라인을 따라서 등 상부까지 하이퍼볼트를 적용하여 쓸어 올리듯이 왕복하면서 반복해서 적용해주면 등 안쪽의 통증 관리에 효과적인 방법이다.

대원근 및 소원근 이완 법

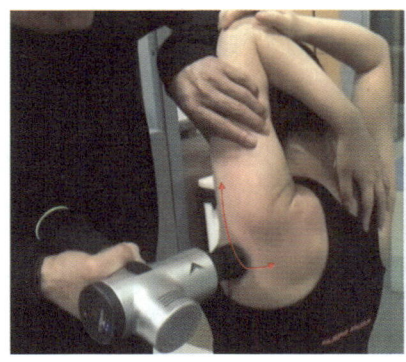 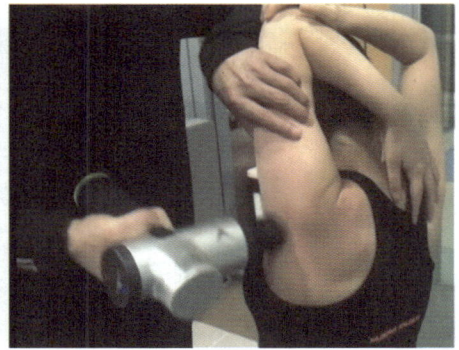

하이퍼볼트 적용법 (대원근 및 소원근 부위 이완 법)
앉은 상태에서 어깨 뒤쪽에서 시작해서 견갑골 외측 라인을 따라서 대원근 및 소원근이라고 불리우는 부분을 하이퍼볼트를 적용하여 쓸어 올리듯이 왕복하면서 반복해서 적용해주면 어깨 뒤쪽 통증 관리에 효과적인 방법이다.

하이퍼볼트의 실제적 적용법

극하근 이완 법

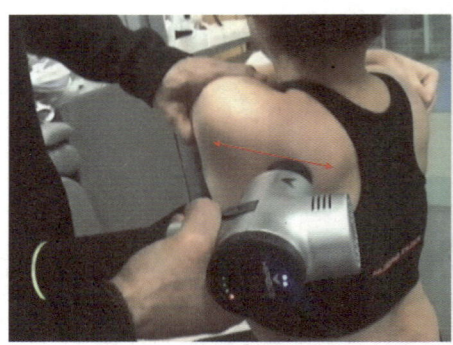
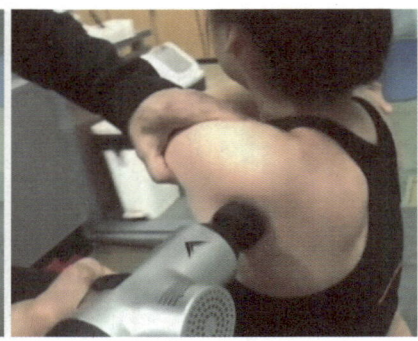

하이퍼볼트 적용법 (극하근 부위 이완 법)
앉은 상태에서 한쪽 손은 반대쪽 어깨를 잡은 자세에서 견갑골 극 아래 안쪽에서 시작해서 바깥쪽 극하근 이라고 불리우는 부분까지 하이퍼볼트를 적용하여 쓸어 내리듯이 왕복하면서 반복해서 적용해주면 어깨 뒤쪽 통증 관리에 효과적인 방법이다.

극상근 이완 법

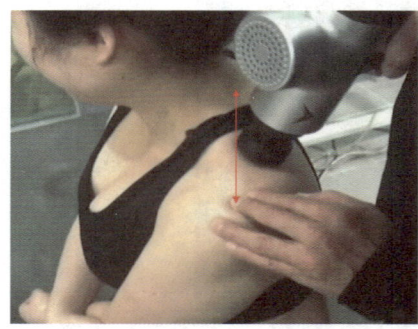
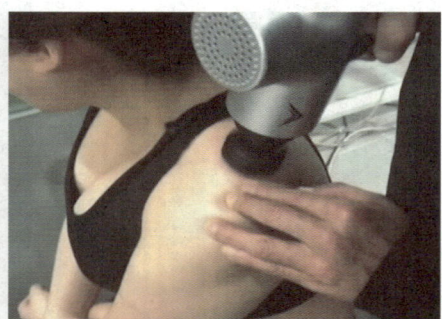

하이퍼볼트 적용법 (극상근 부위 이완 법)
앉은 상태에서 극 위의 안쪽에서 시작해서 바깥쪽 극상근 이라고 불리우는 부분까지 하이퍼볼트를 적용하여 쓸어 내리듯이 왕복하면서 반복해서 적용해주면 어깨 위쪽 통증 관리에 효과적인 방법이다.

하이퍼볼트의 실제적 적용법

승모근 이완 법

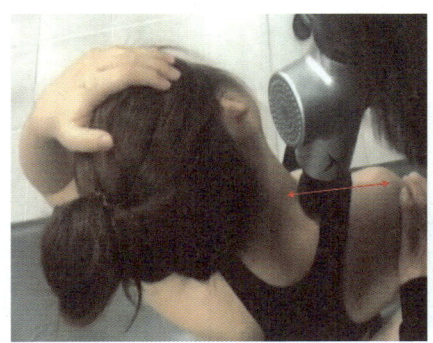 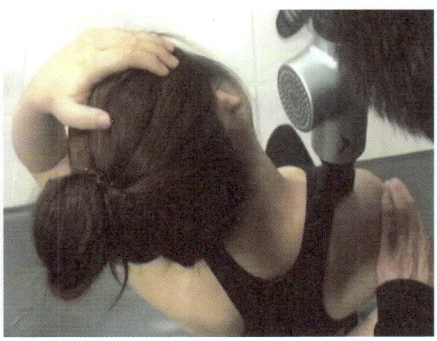

하이퍼볼트 적용법 (승모근 부위 이완 법)
앉은 상태에서 한쪽 손으로 목을 반대쪽으로 스트레칭 시킨 자세에서 목 라인에서 시작해서 상부 승모근 이라고 불리는 부분을 하이퍼볼트를 적용하여 쓸어 내리듯이 왕복하면서 반복해서적용해주면 어깨 위쪽 통증 관리에 효과적인 방법이다.

대, 소능형근 이완 법

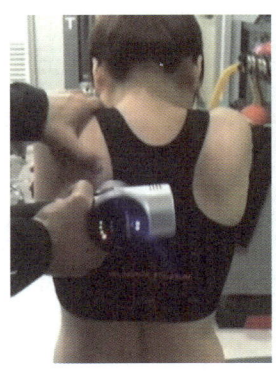 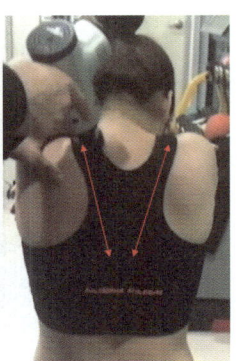

하이퍼볼트 적용법 (대, 소능형근 부위 이완 법)
앉은 상태에서 양쪽 손으로 어깨를 감싼 자세에서 날개뼈 안쪽의 하단 부분에서 시작해서 능형근 이라고 불리는 부분을 하이퍼볼트를 적용하여 쓸어 올리듯이 왕복하면서 반복해서 적용해주면 등 안쪽의 견갑골 내측 통증 관리에 효과적인 방법이다.

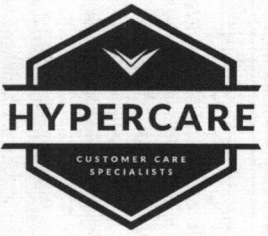

4장. 하이퍼아이스(HYPERICE)의 제품 특징

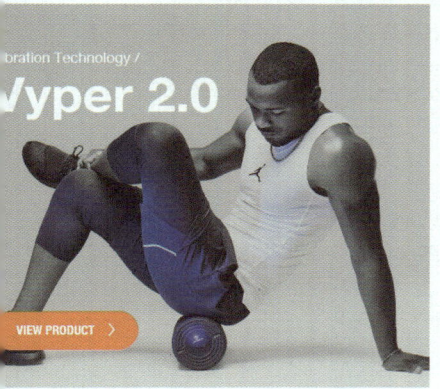

- 하이퍼아이스 (ICT)의 제품 특징
- 더 베놈(THE Venom)의 제품 특징
- 더 바이퍼(Vyper 2.0)의 제품 특징
- 기존 전통적인 방법보다 진동은 더 효과적인가?
- 진동 폼롤러와 일반 폼롤러 비교 실험
- 진동 폼롤러 더 바이퍼의 과학적 근거
- 주파수 및 진폭 검사
- 진동이 신체에 미치는 영향
- 더 바이퍼 부위별 적용법
- 하이퍼 스피어(Hypersphere)의 제품 특징
- 하이퍼스피어 미니(Hypersphere MINI)의 제품 특징
- 하이퍼스피어의 부위별 적용
- 노마텍(Normatec)의 제품 소개
- 하이퍼플럭스(Hyperflux)의 제품 소개

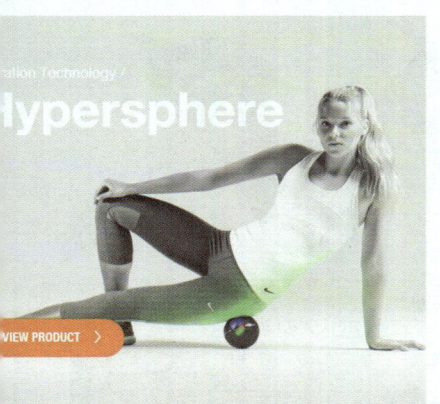

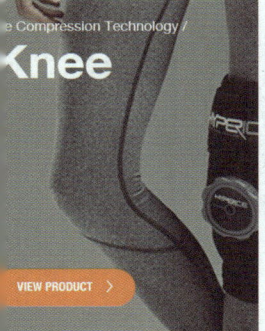
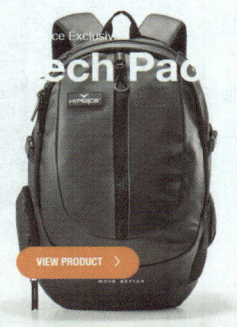
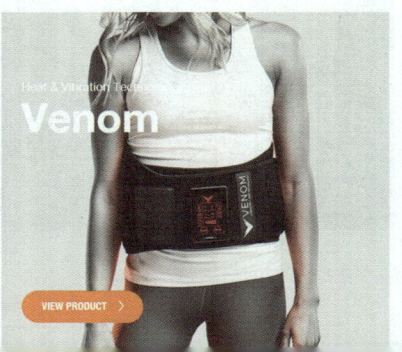

하이퍼아이스(HYPERICE)의 제품 특징

ICE 압축 기술 / ICE COMPRESSION TECHNOLOGY

1. 공기 배출 기술로 개발된 "하이퍼아이스 셀"

하이퍼아이스는 몸의 열을 내리거나 조직의 온도를 낮추는데 탁월한 냉동 요법, 염증 및 통증을 감소시키기 위한 시간을 줄이는 수단으로서 효과적인 방법이다.
하이퍼아이스 셀은 아이스 셀 안에 들어있는 얼음의 냉기를 그대로 전달할 수 있는 효과적이며 휴대가 편리하고 사용이 간편한 도구이다.

2. 최상의 냉각 및 압박 상태를 유지시켜주는 공기 배출 밸브

특허를 받은 공기 배출 밸브는 아이스셀이 최대의 압박을 줄 수 있도록 아이스셀 안에 들어있는 공기를 빼내준다. 실제 사용시 몸으로 부터 열을 빼내면서 얼음이 서서히 녹아 물이 되는데 이때, 아이스셀 내에서는 얼음과 압박랩 사이에 에어포켓이 만들어지게된다.
공기 배출밸브는 아이스셀 안의 공기를 빼내면서 지속적으로 압박이 유지될 수 있도록 도와준다.

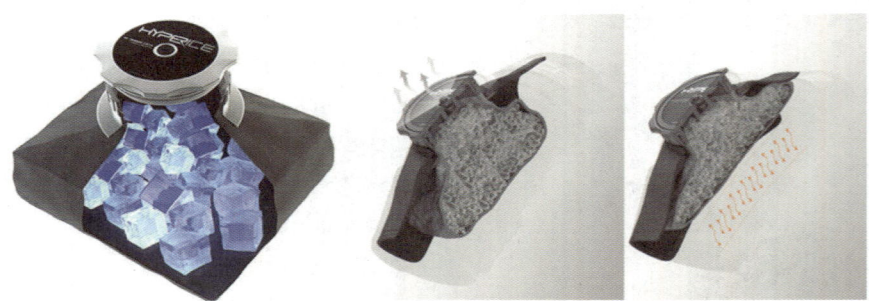

전세계 최고 엘리트 선수들이 사용하고 있는 "하이퍼아이스(HYPEICE)"는 미국 HYPER ICE社의 제품입니다.
하이퍼아이스는 냉각과 압박으로 최적의 한냉 치료를 실현시켜줍니다.

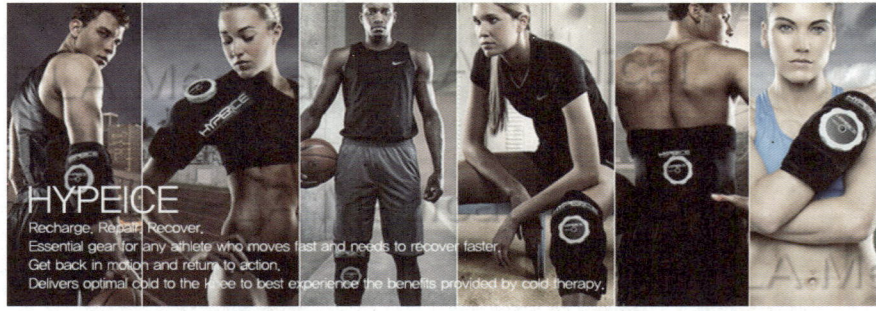

하이퍼아이스(HYPERICE)의 제품 특징

더 베놈(THE Venom) / Heat + Vibration 의 제품 특징

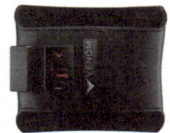
Venom Back

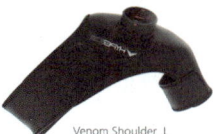
Venom Shoulder .L

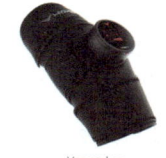
Venom Shoulder .R

Venom Leg

- 히팅과 진동이 동시에 작동 된다.
- 나노 기술로 9초 이내에 160°F까지 가열
- 웜업, 이완, 아프고 경직된 근육을 풀어준다.
- 사용자에 맞는 히팅 온도와 진동 패턴 선택 가능
- 무선 타입으로 어디서든 사용가능
- 디지털 터치스크린 컨트롤러 사용이 용이
- 사용자 사이즈에 맞게 조절 가능한 커버
- 4개의 진동 단자 + 나노테크놀러지 히트
- 리튬 전지 사용으로 최대 2시간 사용 가능
- (최적의 적용 시간) 20분 후 자동 꺼짐
- 직장에서 또는 걷거나 서 있을 때도 착용가능
- TAS 승인으로 비행기 기내 반입 승인

Heat + Vibration Technology / Venom

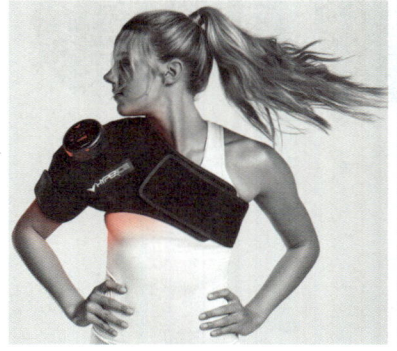
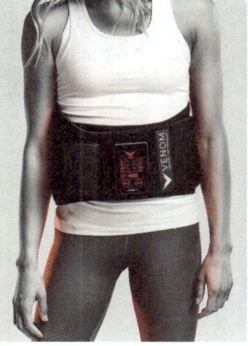
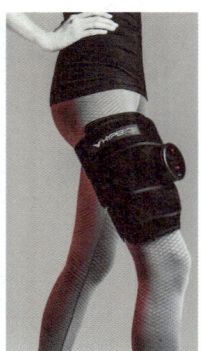

하이퍼아이스(HYPERICE)의 제품 특징

더 바이퍼(Vyper 2.0) 진동 폼롤러의 제품 특징

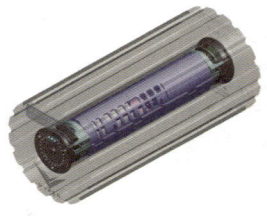

- 높은 강도와 진동을 신체에 전달한다.
- 인체에 높은 강도와 떨림을 전달하기 위한 공학적 설계
- 3단 강도 조절 기능(48,60,72Hz)
- 떨림을 전달하는 독일에서 제작된 친환경 특수 재질
- 한 번 충전으로 2시간 사용 가능한 충전식 리튬 배터리 사용

Vyper 2 의 효능
- 근육을 이완하여 유연성 증가시키고 근육 통증을 감소 시킨다
- 혈액순환을 자극하여 신체 운동 전 준비 운동 도구로 적합
- 근육의 긴장과 피로를 줄여 회복에 탁월한 효과
- 보통 폼롤링 보다 2배 더 효과적으로 (가동범위 40% 증가)
- 세계 최고의 운동 선수들이 매일 사용 한다.

Vibration Technology / 3 Speed High-intensity Vibrating Fitness Roller

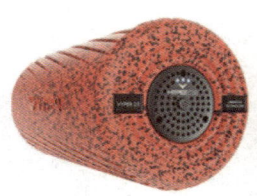
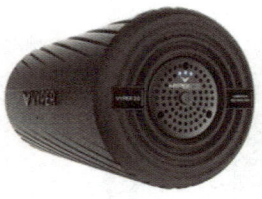
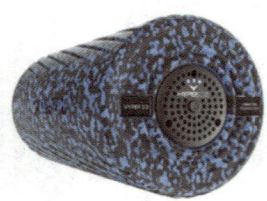

하이퍼아이스(HYPERICE)의 제품 특징

기존 전통적인 방법보다 진동은 더 효과적인가?

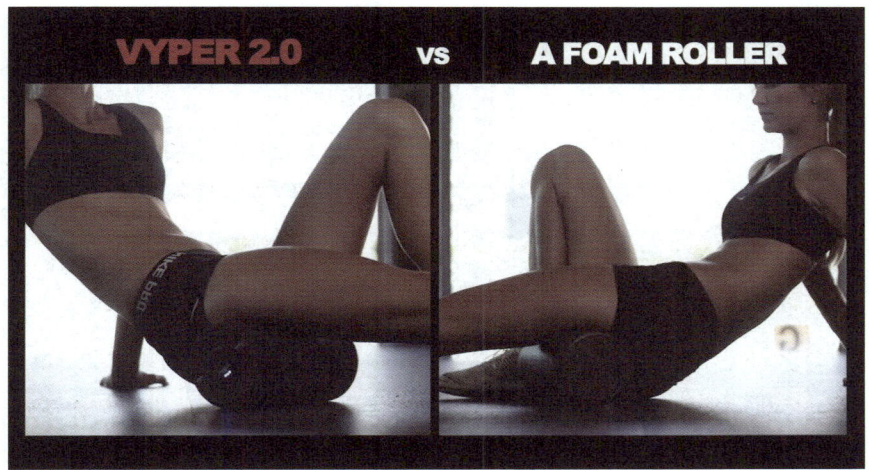

자가 근막 이완 - SMR (Self Myofascial Release Technique) 이란?
긴장 완화, 과활성화된 근섬유를 억제시키기 위해 사용되는 유연성 기법진동

자가 근막 이완 – VSMR (Vibration Self Myofascial Release Technique) 이란?
진동효과 + SMR 효과– 긴장 완화, 과활성화된 근섬유를 억제시키기 위해 사용되는 유연성 기법

위에 두 가지 장비들 중 무엇이 좋을까? 진동이 과연 꼭 필요한지 실험 결과를 살펴 보면서 설명하도록 하겠다.

하이퍼아이스(HYPERICE)의 제품 특징

진동 폼롤러와 일반 폼롤러 비교 실험

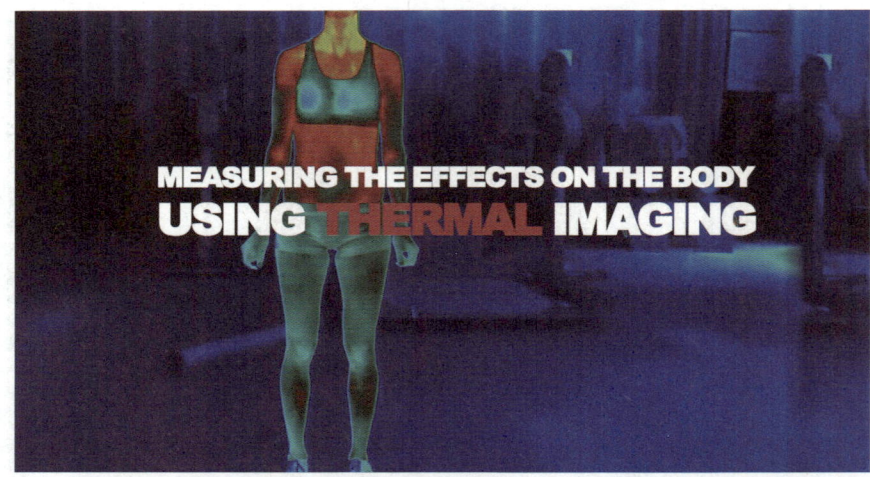

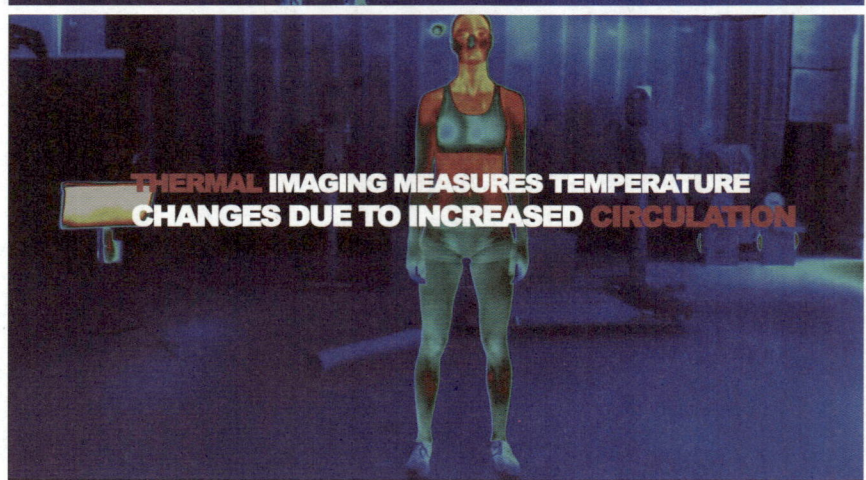

폼롤러와 진동폼롤러를 비교하여 신체에 미치는 영향을 실험한 결과에 대해 열화상 카메라를 활용해 보여준다.

하이퍼아이스(HYPERICE)의 제품 특징

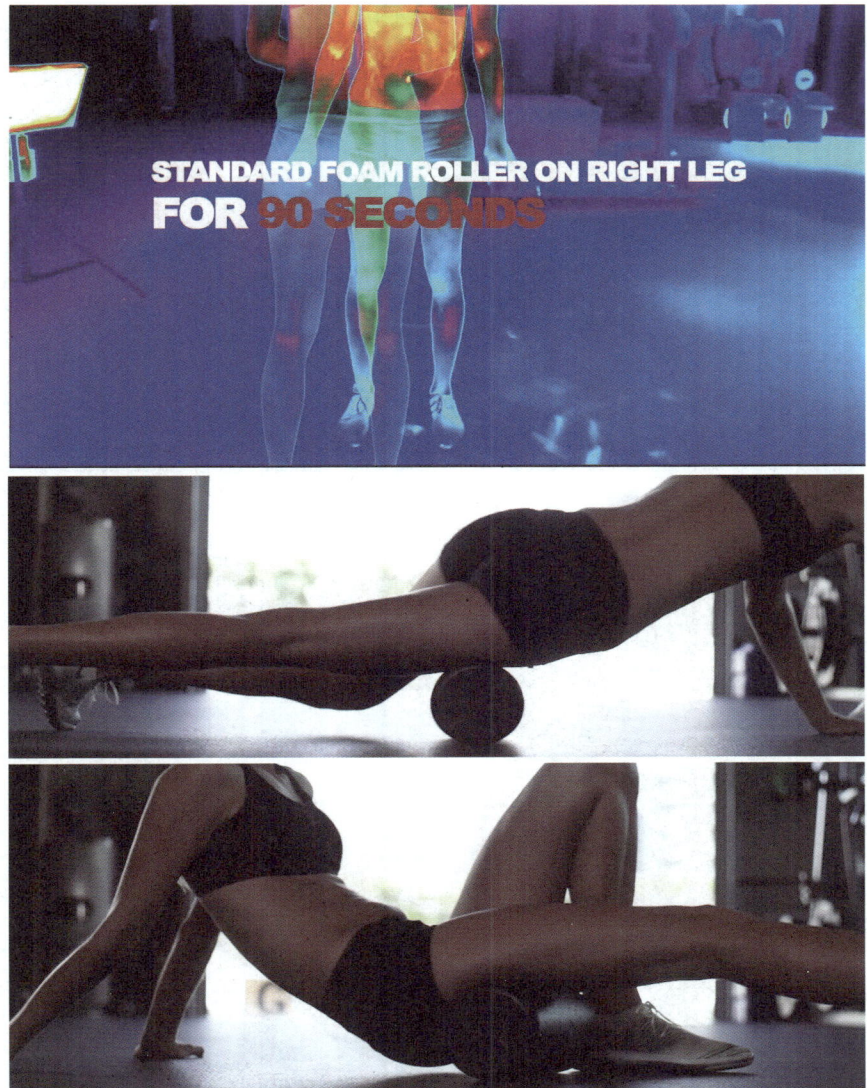

일반 폼롤러를 대퇴 전면부와 후면부에 각각 90초간 적용 하였다.

하이퍼아이스(HYPERICE)의 제품 특징

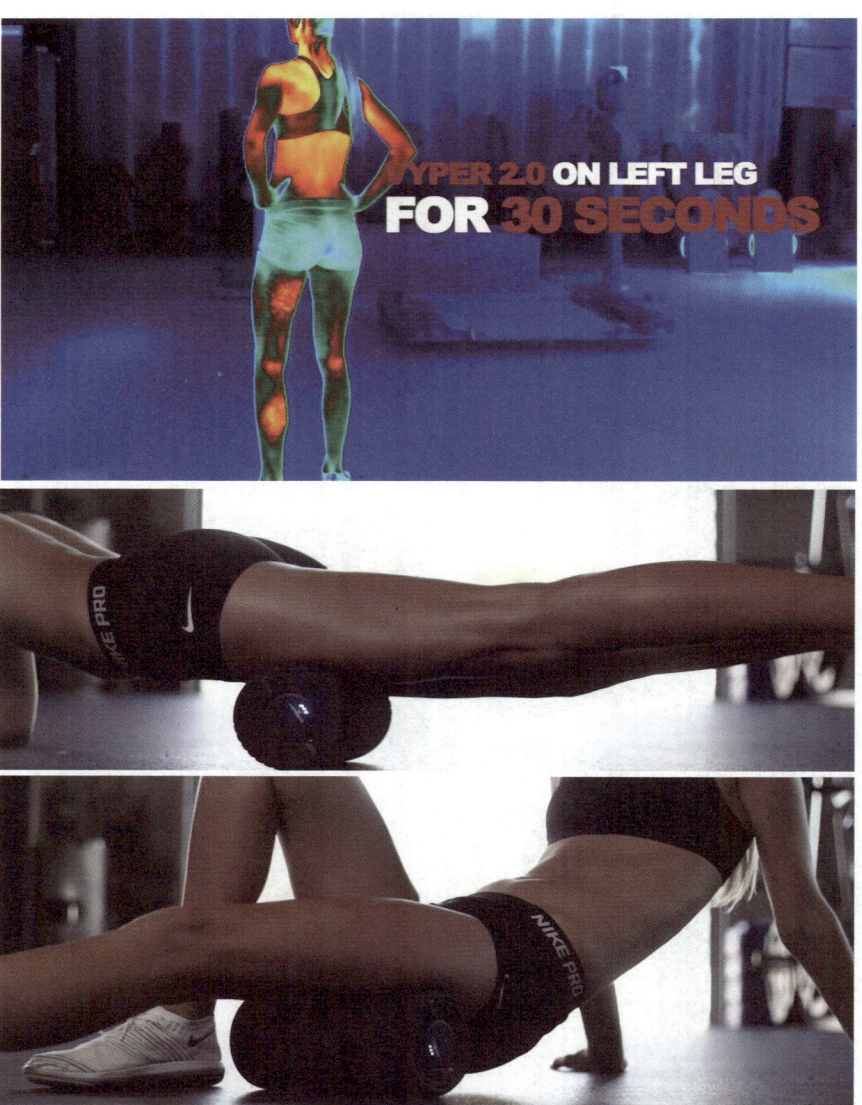

진동 폼롤러를 대퇴 전면부와 후면부에 각각 30초간 적용 하였다.

하이퍼아이스(HYPERICE)의 제품 특징

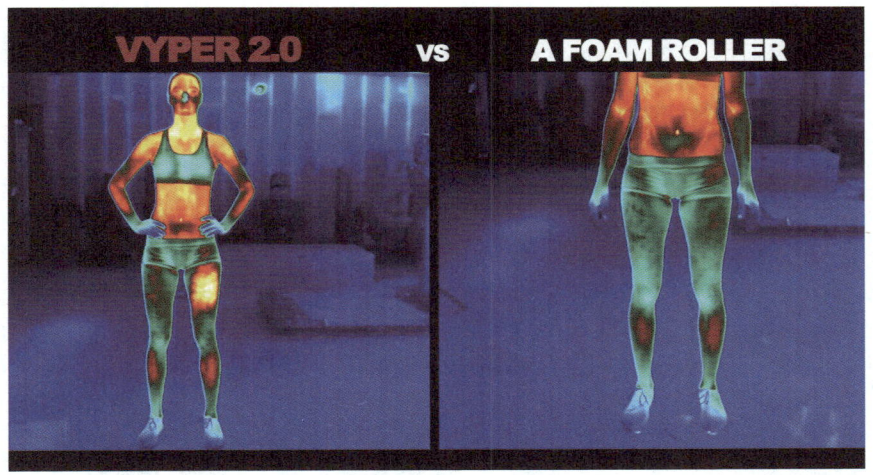

열화상 카메라 만으로도 두 가지 제품의 효과의 차이가 보이지만 이에 대해 연구 결과를 통해 좀 더 명확하게 알려 드리도록 하겠습니다.

진동을 사용하면 얻는 장점은 무엇일까요?
(as strength exercise on vibration)

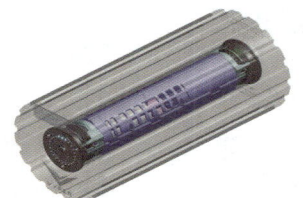

Jump ↑   Agility ↑   Lifting weight ↑
                +
Motivation ↓   Injury incidence ↓   Taking time ↓

전통적인 운동방법 보다 **더 적은 노력**으로 **더 효과적인 결과**를 얻을 수 있다.
(To get more results from less efforts than traditional exercise)

하이퍼아이스(HYPERICE)의 제품 특징

Vyper −VSMR (Vibration Self Myofascial Release Technique)

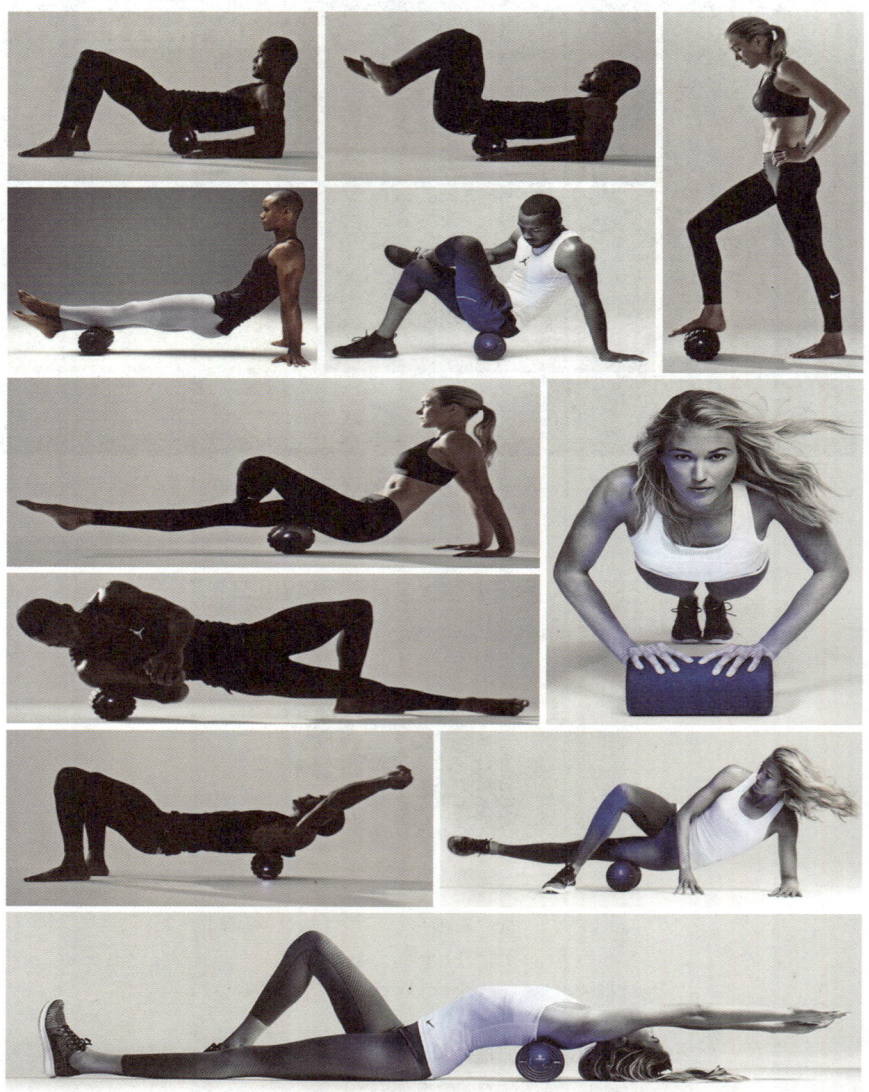

하이퍼아이스(HYPERICE)의 제품 특징

진동 폼롤러 더 바이퍼의 과학적 근거

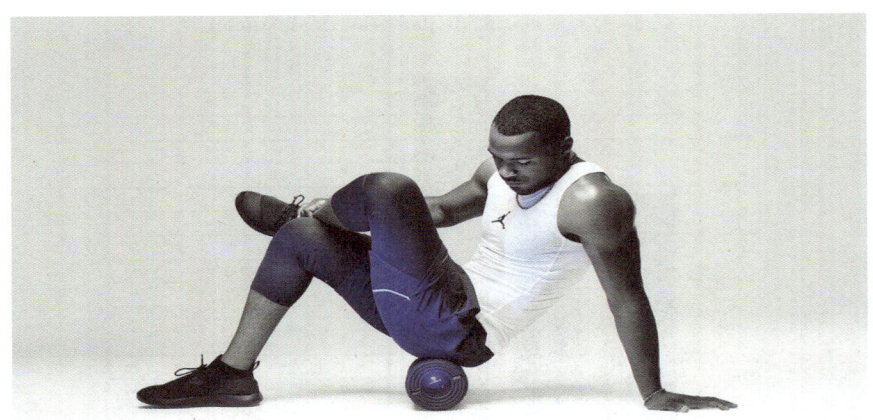

2016년 이후, Hyperice 는 인체에 다양한 조합의 진폭 및 주파수의 효과를 연구하고 수행 하였다.

가동범위에 대한 연구 (Rang Range of Motion Study)
연구과정에서 각 참가자는 체중부하 런지와 다른 유사한 운동 패턴을 실험 전/후 참가자의 가동범위에 대해 실험해 보았다.

Vyper는 레벨2(60 HZ)로 설정된 주파수와 진폭으로 실험하였고, Vyper를 사용하는 참가자는 운동 범위가 최대 40 % 증가했는데, 진동이 없는 폼롤러를 사용한 참가자(17%)보다 현저히 개선되었다.

또한, Vyper를 사용하는 대상자는 근막이완과 관련된 통증도 감소하였다.

하이퍼아이스(HYPERICE)의 제품 특징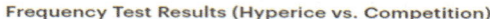

주파수 및 진폭 검사

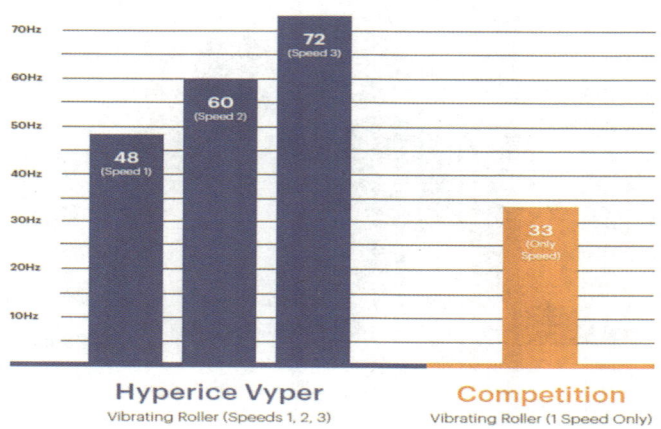

주파수 및 진폭 검사 ITL (Independent Testing Laboratories *)는 가속도계를 사용하여 더 바이퍼(The Vyper) 및 기타 롤러의 주파수 및 진폭 (G-force)을 검사 했다.

이 데이터는 순환 및 운동 범위를 증가시키는 최적의 진폭 (G-force)을 결정하는데 필요 했다.

* ITL은 기계 및 전기 스코프 테스트를 위해 공인 된 독립적인 검사 연구소이다.

하이퍼아이스(HYPERICE)의 제품 특징

진동이 신체에 미치는 영향

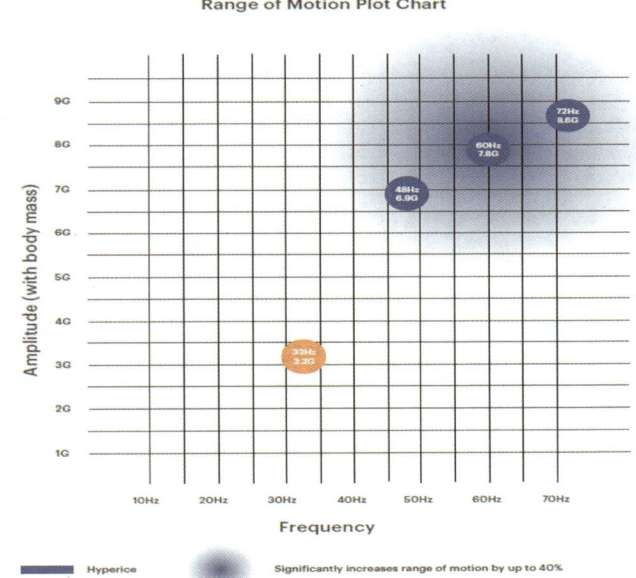

진동 (특정 주파수와 강도)을 롤링의 압력과 근육 자극에 적용하면 유연성과 운동범위가 증가한다.

운동 전 준비과정으로 동적 워밍업을 수행하기 전에 진동을 적용 후 더 바이퍼를 이용한 근막이완을 적용 하면 근육은 더 빠르게 회복 되고, 고강도 운동에서 발생하는 근육의 가동범위 상실을 회복시킨다.

- Dr. Michael Clark, Founder of NASM and Fusionetics

하이퍼아이스(HYPERICE)의 제품 특징

결과 (The Results)

Up to 40% Increase in Range of Motion
Participants who used the Vyper (Speed 2, 60 Hz) compared to non-vibrating rollers experienced up to 40% increase in range of motion.

Significant Reduction in Pain
Participants who used the Vyper reported a significant reduction in pain associated with myofascial release.

2.5X the Power
The Vyper delivered higher frequencies and amplitudes compared to other vibrating rollers, resulting in more than 2.5X the power with body mass applied.

Meaningful Amplitude
The Vyper's amplitude is necessary to deliver up to a 40% increase range of motion and activation of the central nervous system.

가동범위 40% 증가
(Vyper는 레벨2(60 HZ)로 설정된 주파수와 진폭으로 실험하였는데, Vyper를 사용하는 참가자는 운동 범위가 최대 40 % 증가하였고, 진동이 없는 폼롤러를 사용한 참가자 (17%) 보다 현저히 개선되었다.

통증의 현저한 감소 및 개선
Vyper를 사용하는 대상자는 근막이완과 관련된 통증이 감소 하였다.

파워 2.5 배
Vyper는 다른 진동 롤러와 비교하여 더 높은 주파수와 진폭을 제공하여 체중을 적용했을 때 2.5배 이상의 힘을 발휘 하였다.

의미있는 진폭
Vyper의 진폭은 최대 40% 운동 범위 증가 및 중추 신경계 활성화를 제공하는데 필요하다.

하이퍼아이스(HYPERICE)의 제품 특징

종아리 (Calves)

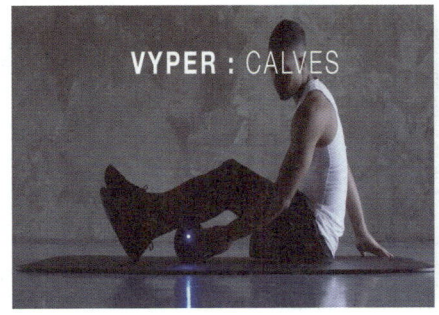
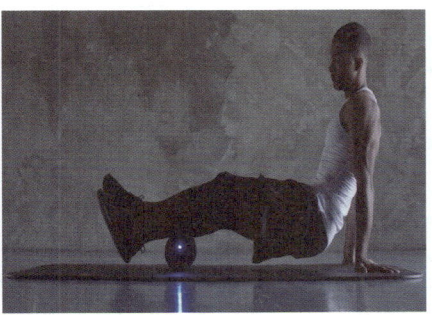

더 바이퍼 적용법 (종아리)
종아리를 바이퍼 위에 다리를 올려 놓고 무릎을 살짝 구부린 상태에서 엉덩이를 들어 올리고 좌우로 종아리를 문질러 주거나 앞/뒤로 움직이면서 종아리 전체를 따라서 3~10회 정도 왕복하면서 적용 한다. 근육의 경직도나 통증 정도에 따라 반복 횟수를 조절하며 강도를 높이고 싶다면 두 다리를 교차시켜서 적용하면 더 효과적이다.

햄스트링 (Hamstring)

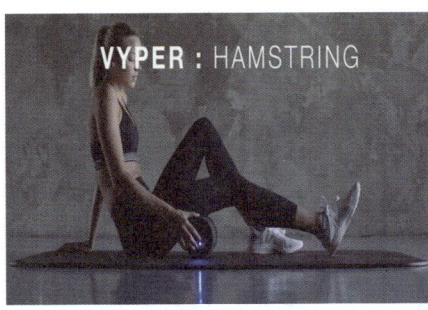
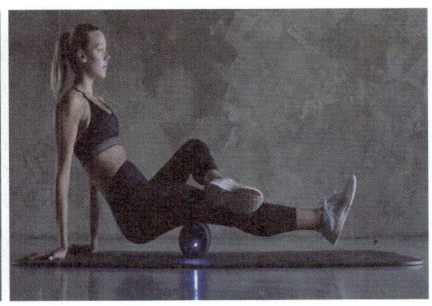

더 바이퍼 적용법 (햄스트링)
허벅지 아래에 바이퍼를 놓고 반대쪽 다리의 무릎을 구부려 발을 올려 놓고 양손을 뒤에 짚고 엉덩이를 들어 올리고 햄스트링을 좌우로 문질러 주거나 앞/뒤로 움직이면서 허벅지 뒤쪽 전체를 따라서 3~10회 정도 왕복하면서 적용 한다. 근육의 경직도나 통증 정도에 따라 반복 횟수를 조절하며 강도를 낮추고 싶다면 올린 다리를 내리고 적용하면 더 효과적이다.

하이퍼아이스(HYPERICE)의 제품 특징

엉덩이 (Glutes)

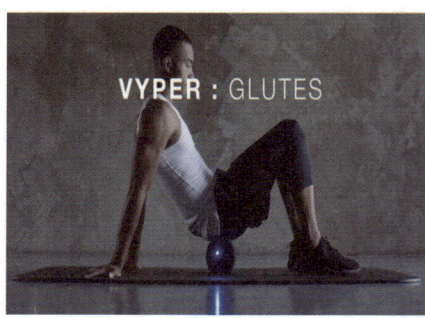 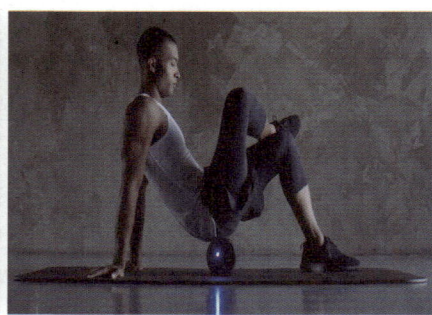

더 바이퍼 적용법 (엉덩이)
바이퍼를 엉덩이 위치에 놓고 앉아서 한쪽 다리를 접어 반대쪽 무릎위에 올려 놓고 골반을 좌우로 움직여 주거나 앞/뒤로 움직이면서 엉덩이 근육을 골고루 3~10회 정도 반복하면서 적용 한다. 근육의 경직도나 통증 정도에 따라 반복 횟수를 조절하며 강도를 낮추고 싶다면 올렸던 다리를 내려 놓고 적용하거나 팔꿈치를 접어 바닥에 대고 적용하면 된다.

등 아래 부분 (Lower Back)

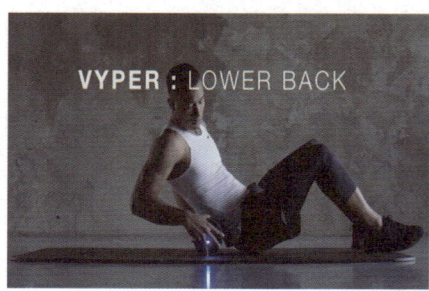 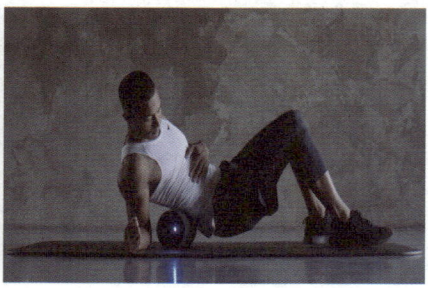

더 바이퍼 적용법 (등 아래 부분)
바이퍼를 등 아래에 놓고 한쪽 팔꿈치를 바닥에 놓고 누워서 한쪽 허리 부분을 골반을 좌우로 움직여 주거나 앞/뒤로 움직이면서 허리 근육을 골고루 3~10회 정도 반복하면서 적용 한다. 근육의 경직도나 통증 정도에 따라 반복 횟수를 조절하며 강도를 낮추고 싶다면 들어 올렸던 엉덩이를 내려 놓고 적용하면 된다.

하이퍼아이스(HYPERICE)의 제품 특징

광배근 (Lats)

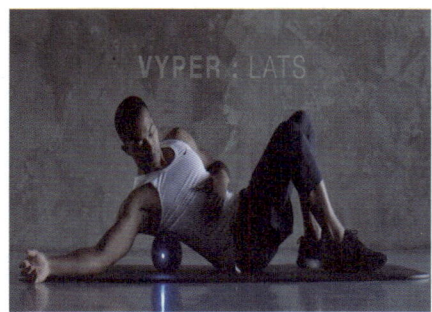 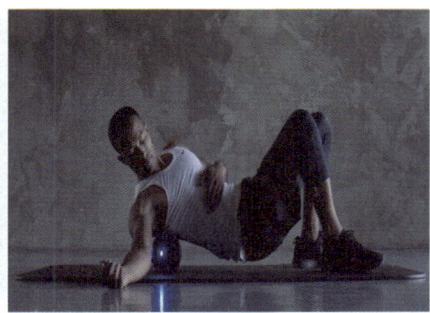

더 바이퍼 적용법 (광배근)
바이퍼를 한쪽 광배근 아래에 놓고 몸을 한쪽으로 기울여서 무릎을 구부린 상태에서 위쪽으로 뻗고 있었던 팔을 먼저 위/아래로 움직여 주거나 팔을 위쪽으로 올린 자세에서 몸을 위/아래로 움직이면서 광배근을 골고루 3~10회 정도 반복하면서 적용 한다. 근육의 경직도나 통증 정도에 따라 반복 횟수를 조절하며 강도를 낮추고 싶다면 위쪽으로 올렸던 팔을 가슴 옆으로 내리고 적용하면 된다.

장경인대 (IT Band)

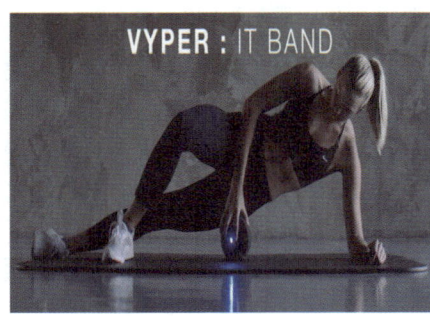 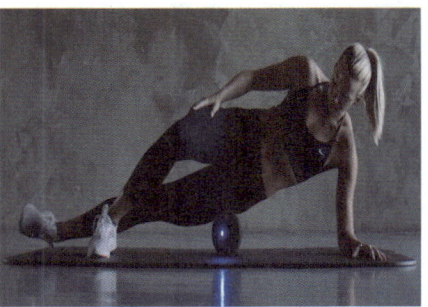

더 바이퍼 적용법 (장경인대)
옆으로 누워서 허벅지 측면 아래에 바이퍼를 놓고 반대쪽 다리의 무릎을 구부려 발을 무릎 앞에 놓고 아래쪽 팔은 접어 팔꿈치를 바닥에 짚고 골반을 앞/뒤로 문질러 주거나 위/아래로 움직이면서 허벅지 측면 전체를 따라서 3~10회 정도 왕복하면서 적용 한다. 근육의 경직도나 통증 정도에 따라 반복 횟수를 조절하며 강도를 낮추고 싶다면 앞쪽 다리를 뒤로 보내고 아래쪽 다리의 무릎을 접고 적용하면 된다.

하이퍼아이스(HYPERICE)의 제품 특징

허벅지 (Quads)

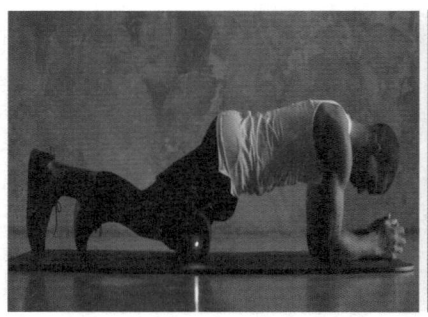 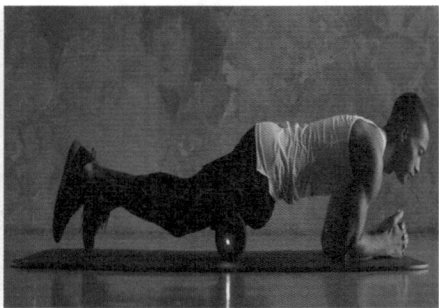

더 바이퍼 적용법 (허벅지)

엎드려 허벅지 앞쪽에 바이퍼를 놓고 팔꿈치를 구부려 지지한 상태에서 다리를 들어 올리고 앞/뒤로 움직이면서 허벅지 앞쪽 전체를 따라서 3~10회 정도 왕복하면서 적용 한다. 근육의 경직도나 통증 정도에 따라 반복 횟수를 조절하며 강도를 높이고 싶다면 두 다리의 발목을 교차시켜서 적용하면 더 효과적이다.

흉근 (Pecs)

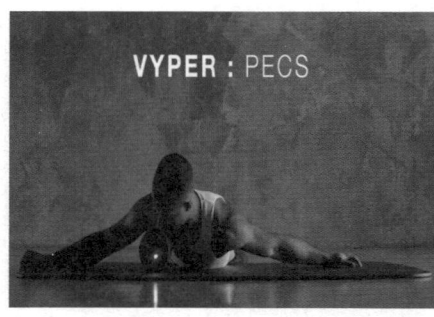 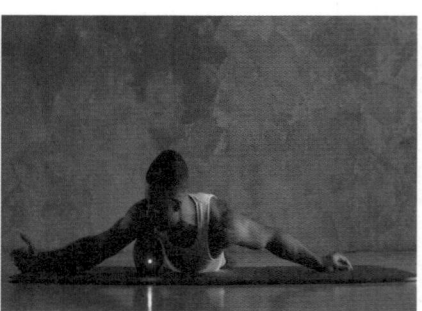

더 바이퍼 적용법 (흉근)

엎드린 상태에서 흉근 아래에 바이퍼를 놓고 좌/우로 움직이면서 흉근 전체를 따라서 3~10회 정도 왕복하면서 적용 한다. 근육의 경직도나 통증 정도에 따라 반복 횟수를 조절하며 강도를 낮추고 싶다면 팔 꿈치를 구부리고 적용하면 더 효과적이다.

하이퍼아이스(HYPERICE)의 제품 특징

발바닥 (Feet)

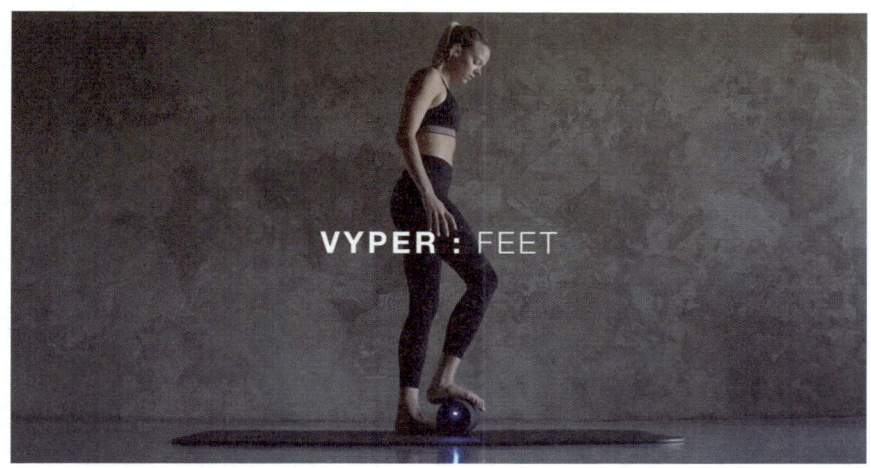

더 바이퍼 적용법 (발바닥)
바이퍼를 발 아래 놓고 서서 발바닥을 뒤꿈치 부터 발가락 까지 앞/뒤로 움직이면서 발바닥 전체를 3~10회 정도 왕복하면서 적용 한다. 근육의 경직도나 통증 정도에 따라 반복 횟수를 조절한다.

이외에도 바이퍼를 활용한 다양한 방법으로 근육을 이완 시켜 줄 수 있으며, 진동의 강도는 1단계로 시작해서 적응이 되면 단계를 2~3단계로 높여 주면 된다.

하이퍼아이스(HYPERICE)의 제품 특징

하이퍼스피어(Hypersphere) 진동볼의 제품 특징

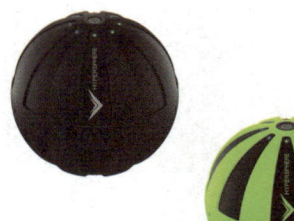

- 높은 강도와 진동을 신체에 전달한다.
- 3단계 속도 조절이 가능한다(48,60,72Hz).
- 재충전이 가능한 리튬 배터리를 사용한다.
- 근육 이완 및 신장, 가동범위 증가 시킨다.
- 유연성 향상 및 순환 증가로 워밍업 효과적이다.
- 경직된 근육 및 긴장된 근육의 회복 시킨다.
- 근막이완에 효과적인 운동을 제공 한다.

Vibration Technology/ 3 Speed Hi-intensity Vibrating Massage Ball /

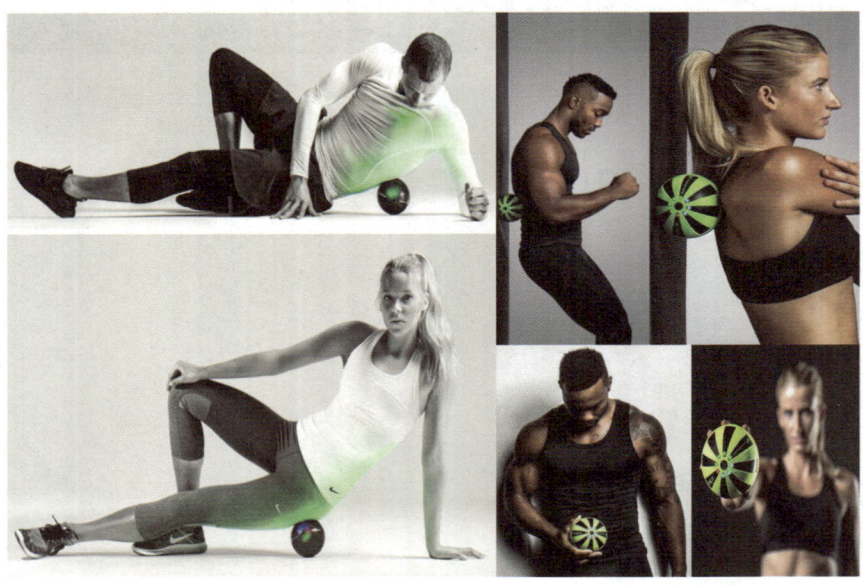

하이퍼아이스(HYPERICE)의 제품 특징

Hypersphere - VSMR (Vibration Self Myofascial Release Technique)

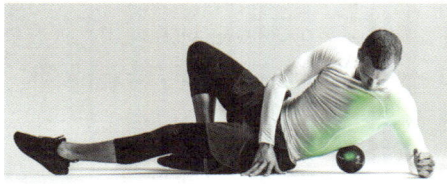

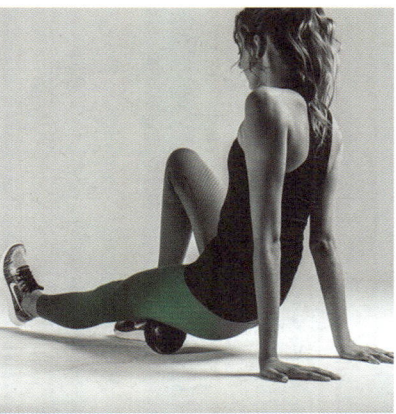

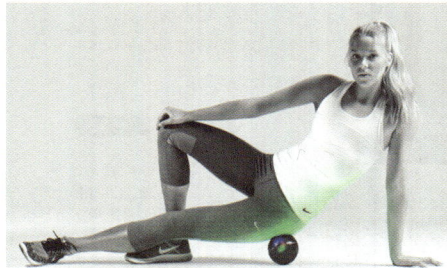

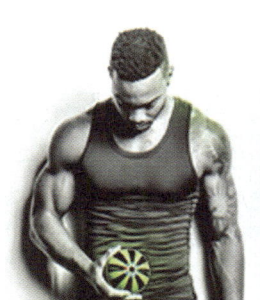

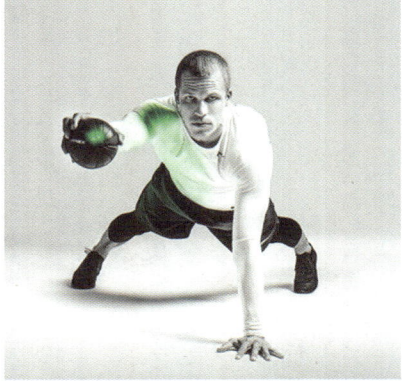

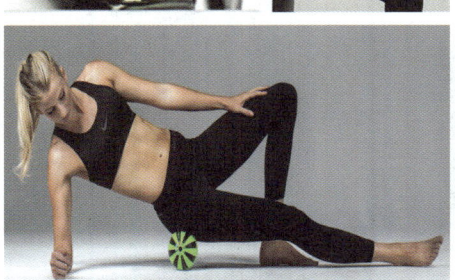

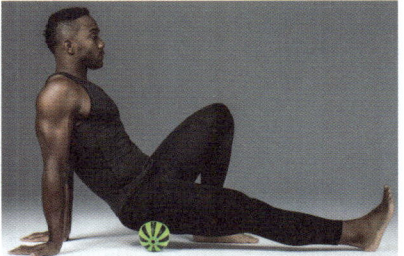

하이퍼아이스(HYPERICE)의 제품 특징

하이퍼스피어 미니(Hypersphere MINI)

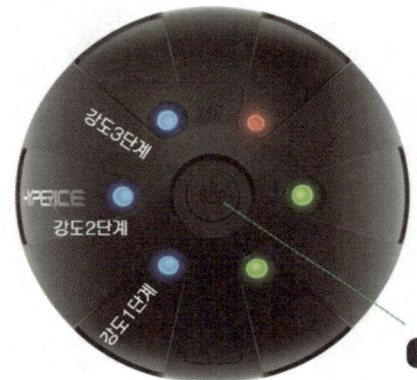

- 뭉친 근육 이완에 효과적이다.
- 족저근막염, 허리, 승모근 등 모든 근육 및 인대 이완에 효과적이다.
- 근막이완을 통한 통증 완화에 좋다.
- 충전용 리튬 이온배터리 사용 한다.
- 2시간 이상 사용 가능 하다.
- 직경 3인치 (한손에 쏙)들어 온다.
- 3단계 까지 조절 가능하다.

전원버튼을 꾹~길게(2초간) 누르면
전원에 불이 들어옵니다.
(레드&그린불이 켜집니다)

강도설명
전원버튼을 켜신 후 가운데 전원 버튼으로 강도 조절을 해줍니다.
 전원버튼
● 강도1단계 ●● 강도2단계 ●●● 강도3단계

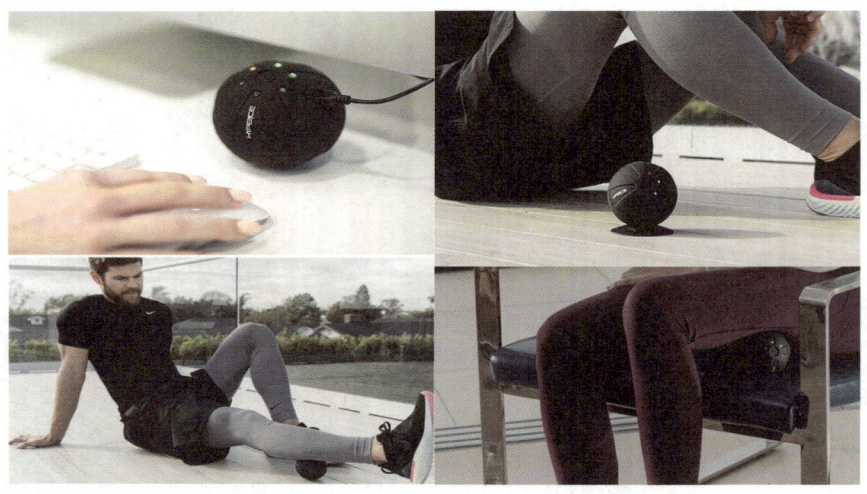

하이퍼아이스(HYPERICE)의 제품 특징

허벅지 (Quads)

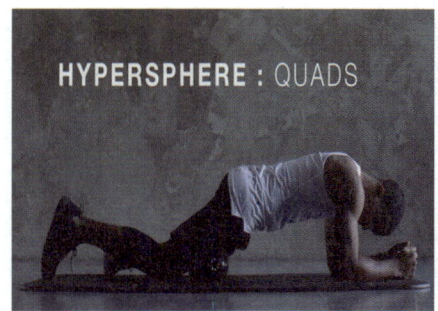 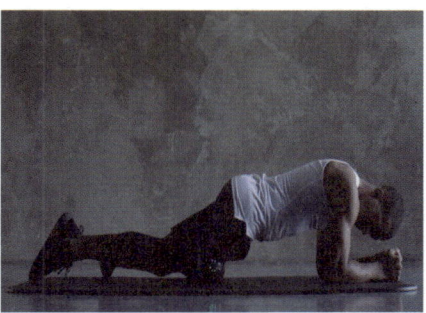

스피어 적용법 (허벅지)
엎드려 허벅지 앞쪽에 스피어를 놓고 팔꿈치를 구부려 지지한 상태에서 다리를 들어 올리고 앞/뒤로 움직이면서 허벅지 앞쪽 전체를 따라서 3~10회 정도 왕복하면서 적용 한다. 근육의 경직도나 통증 정도에 따라 반복 횟수를 조절하며 강도를 높이고 싶다면 두 다리의 발목을 교차시켜서 적용하면 더 효과적이다.

등 아래 부분 (Lower Back)

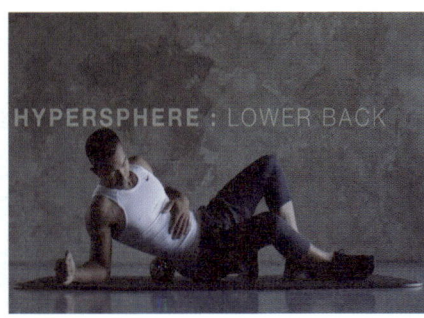 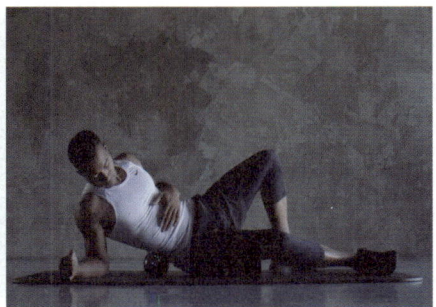

스피어적용법 (등 아래 부분)
스피어를 등 아래에 놓고 한쪽 팔꿈치를 바닥에 놓고 누워서 한쪽 허리 부분의 골반을 좌우로 움직여 주거나 앞/뒤로 움직이면서 허리 근육을 골고루 3~10회 정도 반복하면서 적용 한다. 근육의 경직도나 통증 정도에 따라 반복 횟수를 조절하며 강도를 낮추고 싶다면 아래쪽 다리의 무릎을 더 접어 주고 적용하면 된다.

하이퍼아이스(HYPERICE)의 제품 특징

고관절 (Hip)

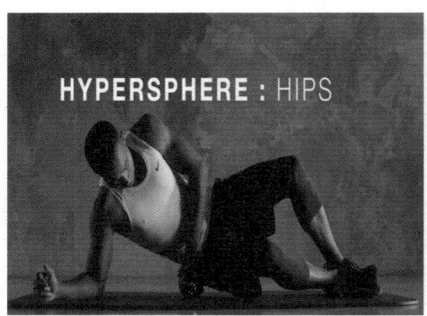 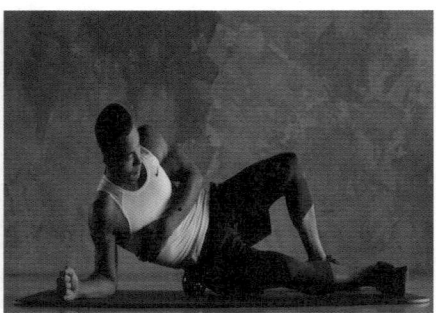

스피어 적용법 (고관절)
스피어를 골반 측면 위치에 놓고 앉아서 아래쪽 다리는 피고, 반대쪽 다리의 무릎은 접은 자세에서 골반을 앞/뒤로 움직여 주거나 원을 그리듯이 움직이면서 엉덩이 근육을 골고루 3~10회 정도 반복하면서 적용 한다. 근육의 경직도나 통증 정도에 따라 반복 횟수를 조절하며 강도를 조절해 적용하면 된다.

둔근 (Glutes)

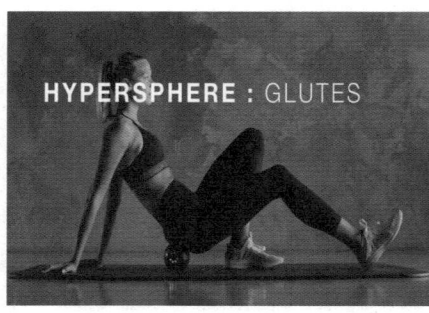 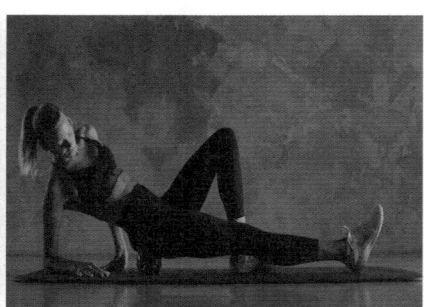

스피어 적용법 (둔근)
스피어를 엉덩이 아래 중앙에 놓고 앉아서 양쪽 다리의 무릎은 접은 자세에서 한쪽으로 몸을 기울이고 기울인쪽 다리의 무릎을 접었다 펴면서 움직여 주거나 원을 그리듯이 움직이면서 둔근을 골고루 3~10회 정도 반복하면서 적용 한다. 근육의 경직도나 통증 정도에 따라 반복 횟수를 조절하며 강도를 조절해 적용하면 된다.

하이퍼아이스(HYPERICE)의 제품 특징

햄스트링 (Hamstrings)

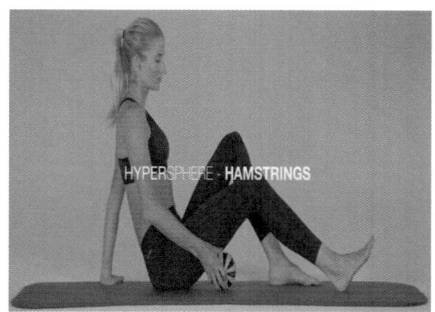 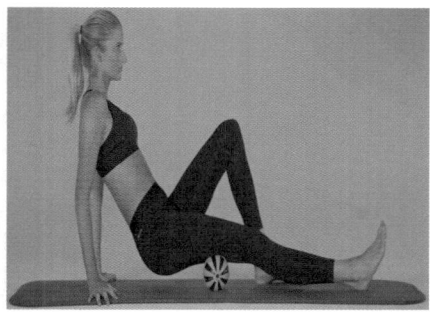

스피어 적용법 (햄스트링)
허벅지 뒤에 스피어를 놓고 엉덩이를 들어 올리고 앞/뒤로 움직이면서 허벅지 뒤쪽 전체를 따라서 3~10회 정도 왕복하면서 적용 한다. 근육의 경직도나 통증 정도에 따라 반복 횟수를 조절하며 강도를 높이고 싶다면 두 다리를 교차시키거나 좌/우로 문지르면 적용하면 더 효과적이다.

종아리 (Calves)

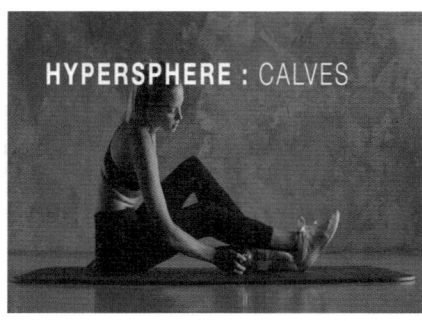 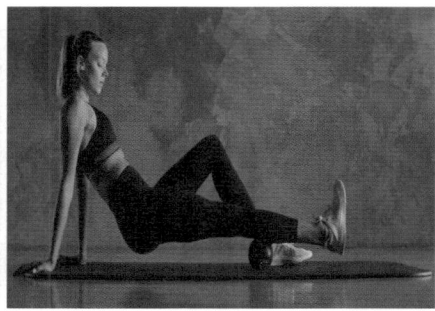

스피어 적용법 (종아리)
종아리를 스피어 위에 올려 놓고 무릎을 살짝 구부린 상태에서 엉덩이를 들어 올리고 좌우로 종아리를 문질러 주거나 앞/뒤로 움직이면서 종아리 전체를 따라서 3~10회 정도 왕복하면서 적용 한다. 근육의 경직도나 통증 정도에 따라 반복 횟수를 조절하며 강도를 높이고 싶다면 두 다리를 교차시켜서 적용하면 더 효과적이다.

하이퍼아이스(HYPERICE)의 제품 특징

허벅지 (Quads)

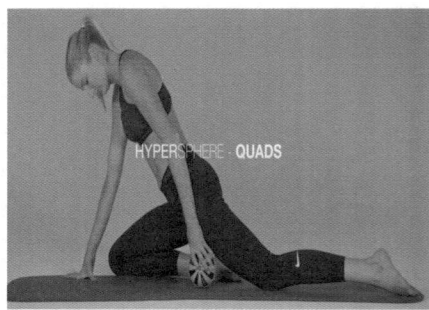 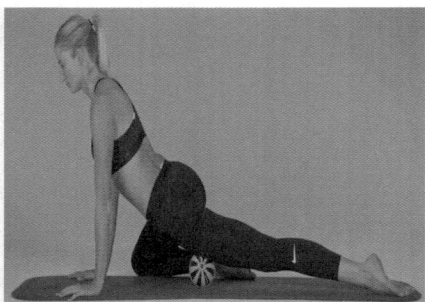

스피어 적용법 (허벅지)

허벅지 앞쪽에 스피어를 놓고 반대쪽 무릎은 구부린 상태에서 앞/뒤로 움직이면서 허벅지 앞쪽 전체를 따라서 3~10회 정도 왕복하면서 적용 한다. 근육의 경직도나 통증 정도에 따라 반복 횟수를 조절하며 강도를 높이고 싶다면 적용하고 있는 쪽 다리의 무릎을 접었다 피면서 적용하면 더 효과적이다.

내전근 (Abductors)

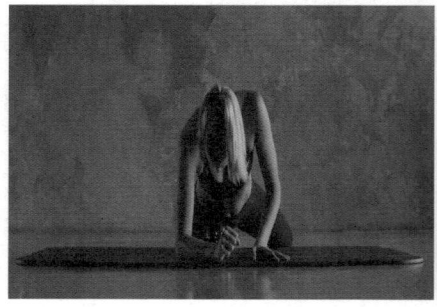 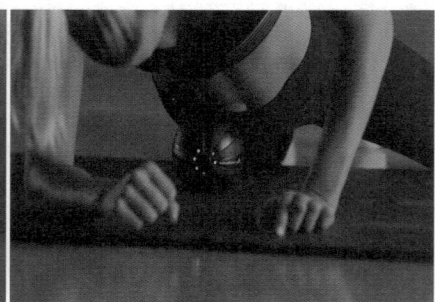

스피어 적용법 (내전근)

엎드린 상태에서 한쪽 무릎은 구부려 끌어 당긴 상태에서 반대쪽 골반 안쪽에 스피어를 놓고 내전근을 안쪽에서 바깥쪽으로 문지르며 3~10회 정도 왕복하면서 적용 한다. 근육의 경직도나 통증 정도에 따라 반복 횟수를 조절하며 통증이 심하다면 반대쪽 다리를 펴고 적용하는 다리의 무릎을 구부린 상태에서 하면 더 효과적이다.

하이퍼아이스(HYPERICE)의 제품 특징

발바닥 (Feet)

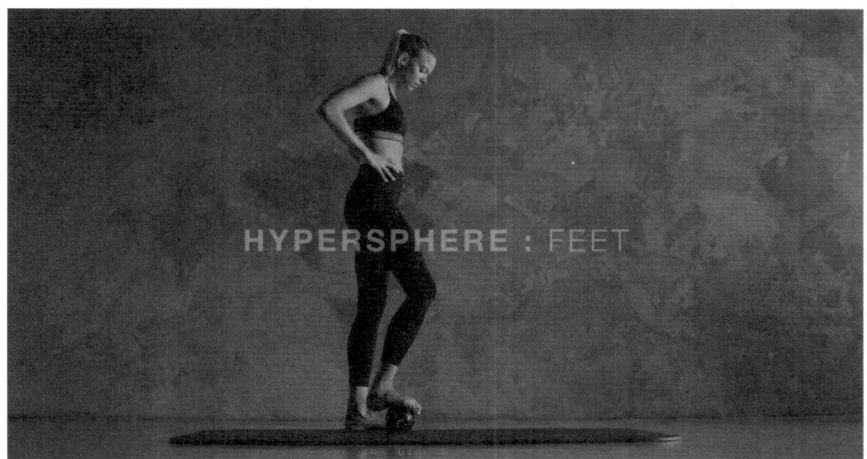

스피어 적용법 (발바닥)
스피어를 발 아래 놓고 서서 발바닥을 뒤꿈치 부터 발가락 까지 앞/뒤로 움직이면서 발바닥 전체를 3~10회 정도 왕복하면서 적용 한다. 근육의 경직도나 통증 정도에 따라 반복 횟수를 조절한다.

이외에도 스피어를 활용한 다양한 방법으로 근육을 이완 시켜 줄 수 있으며, 진동의 강도는 1단계로 시작해서 적응이 되면 단계를 2~3단계로 높여 주면 된다.

하이퍼아이스(HYPERICE)의 제품 특징

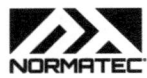
노마텍

특허 받은 노마텍 펄스 테크놀러지를 통한 근육의 빠른 회복 및 혈액순환 개선
노마텍은 전 세계의 운동선수, 코치 및 트레이너에게 유용한, 빠른 회복 시스템의 선두 주자이다. 노마텍 펄스 회복시스템은 회복과 재활을 돕도록 설계된 시스템으로 모든 체육인들의 훈련과정에 포함된 회복과정을 돕는 것을 목표로 한다.

노마텍 리커버리 테크놀러지
노마텍 시스템은 특허받은 펄스 테크놀로지를 사용해 트레이닝이나 경기 후 빠른 회복을 도와준다

펄스 (Pulsing)
정적으로 쥐어 짜는듯한 압박이 아닌, 신체 움직임을 딴 동적인 압박(펄스)을 사용한다. 특허받은 펄스의 움직임은 신체 각 부위의 근육의 움직임을 효과적으로 모방해, 격렬한 운동 후 신체 부위의 신진대사를 향상시킨다.

고정 압박 (Gradient Hold)
신체의 정맥 및 림프관에는 유체의 역류를 방지하기 위한 단방향 밸브가 있다. 노마텍의 Sequential Pulse Technology 는 이와 유사한 방식으로, 혈액순환에 방해되는 흐름이 발생하지 않도록 고정 압력을 사용한다. 즉, 신체 전 부위에 최대한의 압박이 가능한다.

압박 해제 (Distal Release)
장시간의 정적인 압박은 정상적인 혈액순환에 악영향을 미칠 수 있다. 하지만 Sequential Pulse Technology는 역류방지에 불필요한 고정 압력을 해제한다. 각 신체부위에 불필요한 고정 압력을 빠르게 해제하여, 해당 부위들은 신속하게 최대한의 휴식 시간을 가질 수 있다.

하이퍼아이스(HYPERICE)의 제품 특징

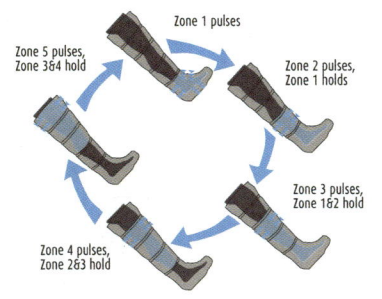

컨트롤 유닛과 신체 각 부위 (팔, 다리, 엉덩이)에 맞는 압박 유닛으로 구성되어 있으며, 이 유닛은 압축공기로 특허 받은 노마텍 펄스 마사지 패턴을 통해 회복속도를 높여준다. 시스템을 사용시, 처음엔 각 압박 유닛이 신체에 빈틈없이 밀착되고 이후 각 유닛은 순서에 따라 단위 부위에 마사지와 압박을 반복하게 된다.

노마텍 시스템 특징

모든 NormaTec은 세계 최고의 운동 선수, 팀 및 코치가 요구하는 표준을 준수한다. 그것은 전문가 등급의 선수 복구 시스템이며 모든 시스템 구성 요소에 대해 1년 보증이 제공된다.

특허 받은 노마텍 펄스 테크놀러지

간편 커넥터의 듀얼 호스

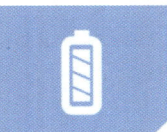
내부 배터리 (100-240V 공용 아답터)

튜브가 내장된 지퍼식

존 부스트 - 목표 부위에 압박 강도와 시간 증가

모든 세션에 완벽하게 맞는 교정 단계

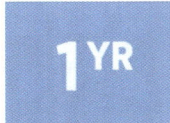
보증기간 : 1년

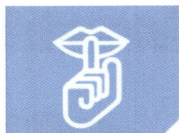
사용소음 없음

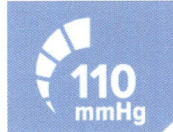
30~110 mmHg 범위의 회복 압박 강도

작고 가벼움

최상의 회복을 위한 부위별 압박

정교한 디지털 조작

예방의학사

하이퍼아이스(HYPERICE)의 제품 특징

노마텍 시스템 구성

노마텍 펄스

노마텍 펄스 회복 시스템은 리커버리(Recovery)계의 새로운 기준이다. 유니크한 비주얼에 담긴 특허기술은, 집 혹은 회복센터에서의 새로운 회복 경험을 제공할 것이다.
완벽한 디지털, 전 기능 컨트롤 가능. 특허 받은 노마텍 펄스 테크놀로지, 어디에서든 사용가능한 내장형 배터리의 포터블 디자인, 모든 사용자를 위한 회복 강도 조절, 존 부스트 개인 맞춤형 집중 부위 설정이 가능하다.

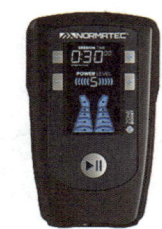

노마텍 펄스 프로

새로운 유저 인터페이스의 프로 시스템은 가장 진보된 재활 솔루션을 보여준다. 사용자는 진보된 터치 스크린 인터페이스를 통해 원하는 케어 부위를 선택할 수 있다. 고객 맞춤형 설정 가능한 터치 스크린, 특허 받은 노마텍 펄스 테크놀로지
어디에서든 사용가능한 내장형 배터리의 포터블 디자인, 작고 간편한 포장, 빠르고 쉬운 회복 세션, 존 부스트 개인 맞춤형 집중 부위 설정이 가능하다.

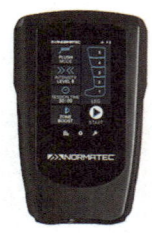

노마텍 부가 장치

빈틈없는 압박 가능. 고품질 나일론 재질과 간편한 내장식 튜빙, 노마텍 펄스 및 프로와 호환이 가능하다.

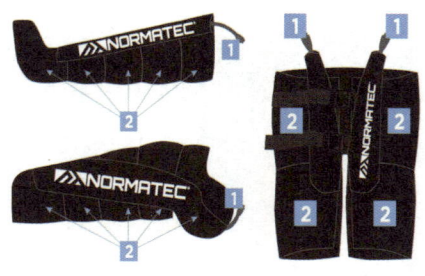

1. 노마텍 퀵 커넥터, 노마텍 펄스 & 펄스 프로와 상호 호환, 간편하고 완벽하게 노마텍 호스에 연결, 연결음을 통해 상시 연결 상태 확인 가능하다.

2. 노마텍 압박 구역, 각 부위는 빈틈없이 압박가능, 사용자의 신체에 완벽하게 FIT 하게 적용 가능하다.

하이퍼아이스(HYPERICE)의 제품 특징

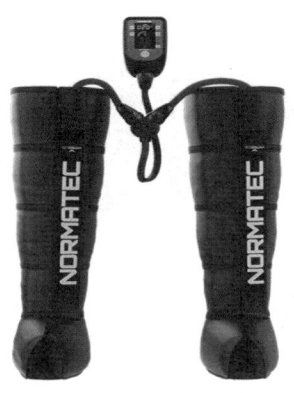

다리 (Leg)

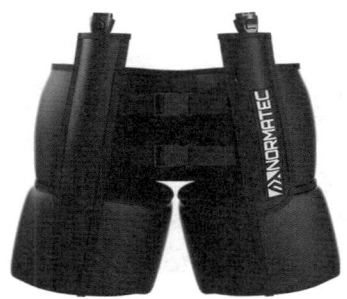

골반 (Hip)

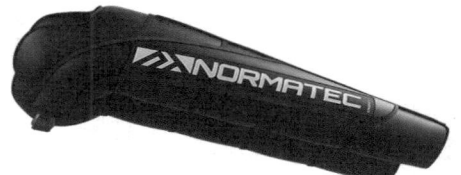

팔 (Arm)

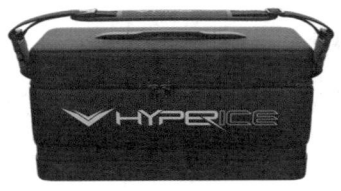

케이스
(Normatec Carry Case)

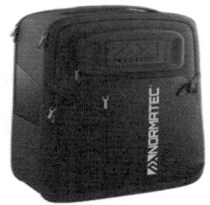

가방 (Backpack)

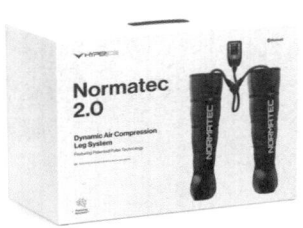

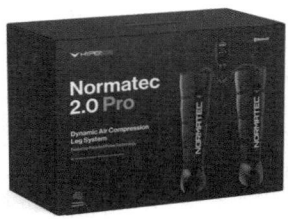

하이퍼아이스(HYPERICE)의 제품 특징

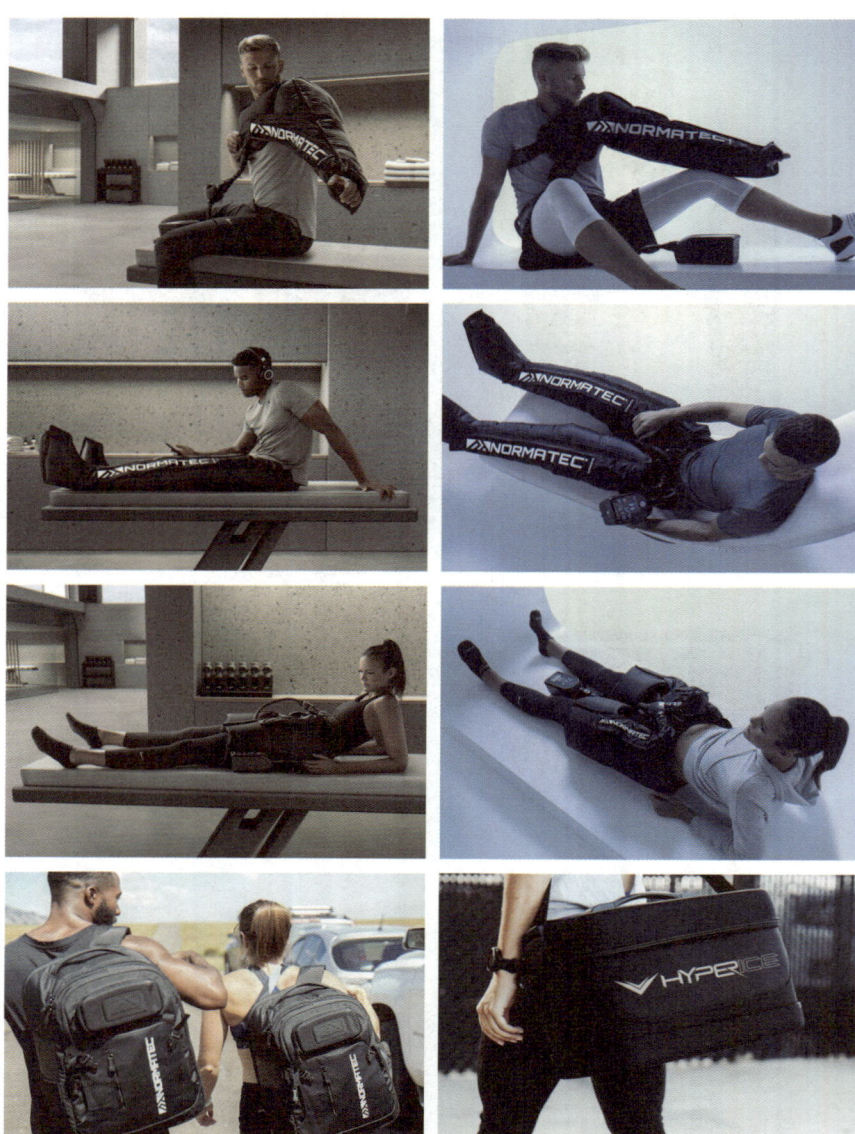

하이퍼아이스(HYPERICE)의 제품 특징

하이퍼 플럭스

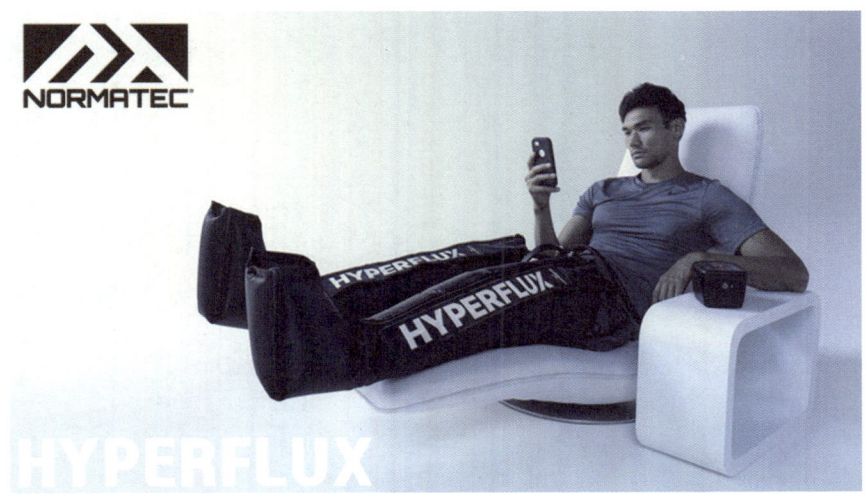

HYPERFLUX는 Hyperice에서 Normatec을 인수하여 수출용으로 제작된 제품으로 전 세계의 운동선수, 코치 및 트레이너가 선택한 최고의 리커버리 제품이며, 운동에 필요한 회복을 돕는 데에 매우 유용한 제품이다.

1. 모든 세션에 완벽히 맞는 교정 단계
2. 내부 배터리 (100–240V 공용 아답터)
3. 사용 소음 없음
4. 정교한 디지털 조작
5. 최상의 회복을 위한 부위별 압박
6. 간편 커넥터의 듀얼 호스
7. 목표 부위에 압박 강도와 시간 증가
8. 작고 가벼움
9. 보증 기간: 1년

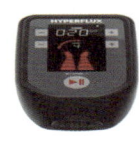 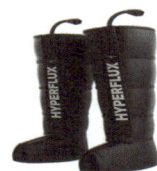 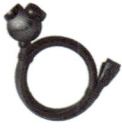 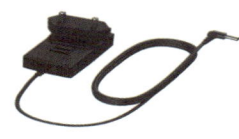

컨트롤러, 하지 압박부츠, 듀얼 연결 호스, 충전기

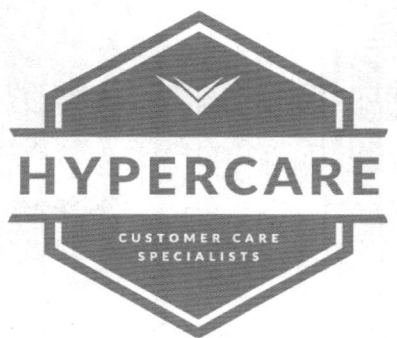